消化道早癌
内镜诊断与治疗

主编

项　平·徐富星

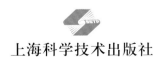

上海科学技术出版社

图书在版编目（CIP）数据

消化道早癌内镜诊断与治疗 / 项平，徐富星主编 .
—上海：上海科学技术出版社，2019.1（2019.2 重印）
ISBN 978-7-5478-4126-6

Ⅰ . ①消…　Ⅱ . ①项…　②徐…　Ⅲ . ①消化系肿瘤—
内窥镜检　Ⅳ . ① R735

中国版本图书馆 CIP 数据核字（2018）第 162626 号

消化道早癌内镜诊断与治疗
主　编　项　平　徐富星

上海世纪出版（集团）有限公司
上 海 科 学 技 术 出 版 社　出版、发行

（上海钦州南路 71 号　邮政编码 200235　www.sstp.cn）
浙江新华印刷技术有限公司印刷
开本 889×1194　1/16　印张 15.5
字数：400 千字
2019 年 1 月第 1 版　2019 年 2 月第 2 次印刷
ISBN 978-7-5478-4126-6/R·1684
定价：148.00 元

内容提要

本书通过大量的内镜和病理图片，配合简明、精炼的文字，系统介绍了消化道早癌的内镜诊断与治疗技术，重点阐述了内镜黏膜下层剥离术（ESD）治疗各类消化道早癌的经验和技巧，以及 ESD 治疗围手术期患者管理及并发症防治、ESD 术后病理标本的评估与随访策略、ESD 治疗配合，同时附以诊治的精选病例。本书理论结合实际，可作为消化内科、消化内镜领域相关专业医务工作者的参考书。

主编简介

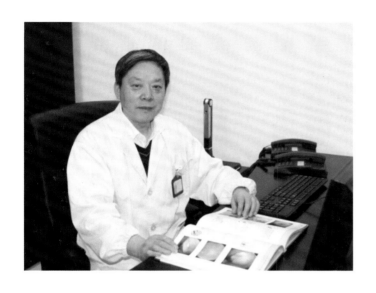

项　平

· 复旦大学附属华东医院消化内镜中心主任、主任医师
· 国家消化道早癌防治中心联盟常务理事
· 中国医师协会内镜医师分会常委
· 中国医师协会内镜医师分会消化内镜专业委员会常委
· 中国医师协会内镜健康管理与体检专业委员会常委
· 中国医师协会消化医师分会委员
· 《GUT 中文版》编委
· 《中华胃肠内镜电子杂志》编委
· 曾任中华医学会消化内镜学分会常委
· 曾任中华医学会消化内镜学分会大肠学组副组长
· 曾任上海市医学会食管和胃静脉曲张治疗专科分会主任委员
· 曾任上海市医学会消化内镜专科分会副主任委员

主编简介

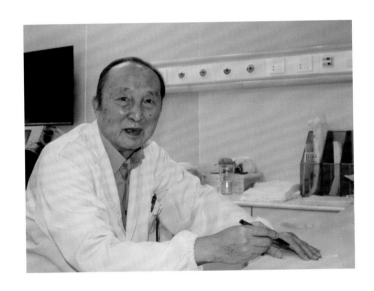

徐富星

· 复旦大学附属华东医院消化内镜中心顾问
· 上海市医学会消化内镜专科分会顾问
· 曾任中华医学会消化内镜学分会副主任委员
· 曾任上海市医学会消化内镜专科分会主任委员
· 曾任上海市医学会食管和胃静脉曲张治疗专科分会主任委员

编者名单

主编

项　平　徐富星

秘书

黄任翔

编委

（按姓氏笔画排序）

白姣姣　孙　涛　李　凤　肖　立　肖子理

张　萍　陈丽雯　季大年　周　鋆　项　平

顾卫东　顾幼敏　徐富星　黄任翔　章一静

序 一

消化道癌症是常见的恶性肿瘤，也是我国人口死亡的最主要原因之一，而早诊、早治则是提高消化道恶性肿瘤疗效的重要途径。消化内镜微创技术在这一领域中迅猛发展，为早诊、早治消化道恶性肿瘤赢得了时机，因其既能消灭肿瘤，又能最大限度地保存器官功能，且创伤小、并发症发生率低、恢复快，因此被广泛接受并应用于临床。

我国消化内镜自 20 世纪 70 年代起应用于临床，经过数代消化内镜人的不懈努力，其诊疗的某些领域已达世界领先水平。近十年来，我国消化内镜下早诊、早治消化道早癌的诊疗技术获得了关键性的突破。早期诊断方面，放大内镜、染色内镜、荧光内镜、超声内镜、激光共聚焦内镜等已广泛应用于临床；早期治疗方面，内镜黏膜切除术、内镜黏膜下剥离术等已在全国广泛开展。

复旦大学附属华东医院消化内镜中心是我国消化内镜诊疗领域一支优秀的诊疗团队，他们技术精湛、勇于探索、追求卓越。近年来，团队在徐富星教授和项平主任的带领下，高度重视消化道肿瘤的早诊、早治工作，团队力求对每一例消化道早癌进行规范化、系统化的诊断及治疗，通过大量临床实践与研究工作，在消化道早癌的早期诊断及早期治疗领域中做出了卓越的贡献。

华东医院消化内镜中心的专家总结了多年的临床经验，编写了《消化道早癌内镜诊断与治疗》一书，结合典型案例，系统阐述了消化道早癌的规范化早期诊断及早期治疗，包括围手术期的患者管理、并发症的防治、术后病理标本的评估、随访及治疗配合等。全书条理清晰、图文并茂，具有较强的理论性和实践性，是从事消化道早癌规范化早诊早治的广大消化内镜医师值得一读的参考书。特此作序，将本书推荐给广大消化界同仁。

中国工程院院士
国家消化道早癌防治中心联盟理事长
海军军医大学附属长海医院消化内科主任
中国医师协会内镜医师分会会长
国家消化系统疾病临床医学研究中心（上海）主任
2018 年 7 月

序 二

复旦大学附属华东医院是一所以老年医学为特色，集医疗、教学、科研、预防于一体，立足上海、面向国内外的三级甲等综合性医院。医院成立于1951年，其前身为建于1921年的宏恩医院，1987年成为上海医科大学教学医院。华东医院实施"质量建院、服务立院、科教兴院、人才强院"的战略，坚持"乐于奉献、勇于开拓、关爱生命、追求卓越"的办院方针，几十年来，挚诚为广大患者服务，享誉海内外。

复旦大学附属华东医院消化内镜中心是国内最早开展消化内镜诊治工作的单位之一。消化内镜中心顾问徐富星教授是我国消化内镜事业奠基人之一，他长期致力于消化内镜的临床实践与研究工作，在内镜诊疗领域拥有较高的学术地位，是中华医学会消化内镜学分会原副主任委员、上海市医学会消化内镜专科分会原主任委员及上海市医学会消化内镜专科分会顾问。现任消化内镜中心主任项平教授是我国著名的消化内镜专家，担任国家消化道早癌防治中心联盟常务理事、中国医师协会内镜医师分会常委、中国医师协会内镜医师分会消化内镜专业委员会常委、中国医师协会内镜健康管理与体检专业委员会常委、中国医师协会消化医师分会委员、中华医学会消化内镜学分会大肠学组顾问、《中华消化内镜杂志》编委、《GUT中文版》编委及《中华胃肠内镜电子杂志》编委。近年来，项平主任带领团队在传承华东医院消化内镜优良传统的基础上，勇于开拓、创新发展，聚焦临床需求，在消化道早癌的早诊、早治方面掌握了突破性的关键技术，为患者获得及时治疗赢得了时机，造福广大患者。

　　本书是我院消化内镜中心团队在长期的临床实践中对消化道肿瘤早期诊治典型案例进行总结与研究的成果，涵盖了消化道早癌的内镜诊断、治疗、围手术期的患者管理、并发症的防治、术后病理标本的评估、随访及治疗配合等全部诊疗环节，配有大量图片，形象直观。该书的出版必将对消化内镜学科的发展起到积极的推动作用。

　　欣读此书，特作序。

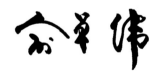

复旦大学附属华东医院院长

上海市康复医学会会长

上海市老年医学研究所所长

复旦大学老年医学研究中心主任

2018 年 7 月

前 言

消化道癌症是一类常见的恶性肿瘤，其发病率高、死亡率高，严重威胁人民群众的身心健康。我国国家癌症中心 2017 年最新发布的肿瘤现状和趋势数据显示：胃癌、食管癌、结直肠癌分居中国男性恶性肿瘤发病率的第二、四、五位，结直肠癌、胃癌、食管癌分居中国女性恶性肿瘤发病率的第三、四、八位；而胃癌、食管癌、结直肠癌分居中国男性恶性肿瘤死亡率的第二、四、五位，胃癌、食管癌、结直肠癌分居中国女性恶性肿瘤死亡率的第二、三、五位。国家癌症中心发布数据显示，中国癌症标化死亡率为 122.2/10 万，而世界平均水平为 102.4/10 万，进一步分析指出，因缺乏癌症筛查及早诊早治认知不足而导致患者就诊时已处于中晚期癌症，这是我国癌症死亡率高于全球平均水平的重要原因之一，因此，国家癌症中心提出，"提高早诊率"是未来我国肿瘤防控工作的重要突破点。

国内外大量的临床实践和研究表明，消化道恶性肿瘤的早期诊断及早期治疗对于降低消化道肿瘤死亡率、改善患者预后具有重要意义。而消化内镜技术的广泛应用则是对早期发现、早期诊断，乃至早期治疗消化道肿瘤最直接、最有价值的方式。近年来，随着消化内镜微创技术的迅猛发展，广大消化内镜专业人员对消化道早癌的认知也不断深入和提高，从而推进了消化道早癌的诊治技术水平日趋成熟和完善。

复旦大学附属华东医院消化内镜中心通过三代人的努力，形成了鲜明的特色学科，在国内消化内镜诊疗领域中形成了学术品牌。近年来，中心高度重视消化道早癌的早诊、早治工作，中心医师团队勇于开拓、不断创新，通过不断与国内外专家进行互动与交流，在消化道早癌的早期诊断及早期治疗领域积累了丰富的临床经验，形成了关键技术，造福于广大患者。

本中心对所有疑诊早期消化道肿瘤的患者均进行全面评估，对消化道早癌的内镜治疗指征严格把握。经过不断探索，形成了从消化道早癌的筛查到精查，从全面评估内镜治疗指征到病灶内镜下切除、病理标本制作及随访的一整套规范化、标准化流程。此外，对老年患者，特别是 80 岁以上的超高龄消化道早癌患者的内镜下诊疗，也已成为本中心消化道早癌早诊早治的特色之一。近 3 年，中心完成内镜黏膜下层剥离术（ESD）300 余例，其中，80 岁以上超高龄患者 29 位，最高龄患者 91 岁，其中不乏食管胃联合 ESD 等复杂内镜手术，使多位伴有诸多合并症的超高龄患者在内镜下得以根治病灶，避免了传统外科手术之苦。

此次，在中心全体医师和护士的努力下，我们编撰了《消化道早癌内镜诊断与治疗》一书，旨在全面、系统地总结中心近年来在临床实践中积累的消化道早癌早诊、早治的典型案例，与同道分享经验，以求共同提高。

本书将理论文字与内镜图像、病理图像相结合，系统、全面地阐述了消化道早癌的内镜诊断、治疗、围手术期的患者管理、并发症的防治、术后病理标本的评估、随访及治疗配合等各方面要点，另有消化道早癌诊疗精选病例以飨读者。我们希望，本书能够启发读者、产生共鸣，为我国消化道早癌的早诊早治事业尽一份绵薄之力。

　　由于编写时间有限，书中难免存在疏漏之处，敬请广大同道给予批评指正、不吝赐教，以便在将来的再版工作中进一步改进。

项平

2018 年 7 月

目 录

第一章

总 论

第一节
消化道肿瘤概述与消化内镜发展

一、概述

消化道肿瘤中，良性肿瘤仅占约 2%，主要为恶性肿瘤；癌占绝大部分，肉瘤较为少见；癌在食管、胃和结直肠较为多见，小肠极少发生癌。

（一）食管癌

食管癌（carcinoma of the esophagus）是指位于下咽部到食管胃结合部之间的、起源于食管上皮组织的恶性肿瘤，在中国，鳞癌约占 90%，腺癌约占 10%。食管癌是一种常见的消化道恶性肿瘤，全世界每年约有 30 万人死于食管癌。其发病率和死亡率各国差异很大。我国是世界上食管癌高发地区之一，每年平均死亡约 19.3 万人，男多于女，男女比例为（1.3~2.7）∶1，发病年龄多在 40 岁以上。早期食管癌多无明显症状，发展到进展期食管癌后，典型的症状为进行性咽下困难，先是难咽固体食物，继而是半流质食物，最后水和唾液也不能咽下。

1. 发生部位·食管癌在食管上、中、下三段均可发生，好发于三个生理性狭窄，以中段最为多见，下段次之，上段较少见。

2. 早期癌·临床上无明显症状；病变范围较为局限；食管早期鳞状细胞癌是指肿瘤局限于黏膜层，不论有无淋巴结转移。食管表浅癌指肿瘤局限于黏膜或黏膜下层，无论有无淋巴结转移。病理多为鳞状细胞癌（原位癌、黏膜内癌）。肉眼不易或看不出明显病变，部分患者表现出糜烂或颗粒状、微小乳头状外观等。早期发现并且早期治疗，术后五年生存率达到 90% 以上。

内镜检查是最可靠的诊断方法，可直接观察病灶的形态，并可在直视下做活组织病理学检查，以确定诊断。内镜下食管黏膜甲苯胺蓝或碘染色及 NBI 对食管癌的早期诊断有一定价值，超声内镜（EUS）也可用于早期诊断，能准确判断食管癌的壁内浸润深度、异常肿大的淋巴结以及明确肿瘤对周围器官的浸润情况，对肿瘤分期、治疗方案的选择及预后判断有重要意义。

（二）胃癌

胃癌（gastric carcinoma）是起源于胃黏膜上皮的恶性肿瘤。我国胃癌发病率在不同地区之间有很大差异，好发年龄在 50 岁以上，男女发病率之比为 2.36∶1。

1. 癌前病变·胃疾病包括胃息肉、慢性萎缩性胃炎及胃部分切除后的残胃，这些病变都可能伴有不同程度的慢性炎症过程、胃黏膜肠上皮化生或非典型增生，有可能转变为癌。癌前病变系指容易发生癌变的胃黏膜病理组织学改变，是从良性上皮组织转变成癌过程中的交界性病理变化。胃黏膜上皮的异型增生属于癌前病变，根据细胞的异型程度，可分为轻、中、重三度，重度异型增生与分化较好的早期胃癌有时很难区分。

胃癌可发生于胃内任何部位，其中胃窦小弯侧占58%，胃底贲门部占20%，胃体部占15%，累及胃大部或全胃占7%。根据胃癌的进程可分为早期胃癌和进展期胃癌。

2. 早期胃癌·早期胃癌是指病灶局限且深度不超过黏膜下层深层的胃癌，无淋巴结转移。

早期胃癌的分型由日本内镜学会1962年首先提出，并沿用至今，大体形态分为3型：隆起型、表浅型和凹陷型（图1-1）。

Ⅰ型：隆起型，占早期胃癌的13.6%，胃黏膜呈息肉状隆起，表面不平，边缘不清，可有糜烂出血。

Ⅱ型：表浅型，有以下3种亚型，占早期癌的76.8%。

Ⅱa型：表浅隆起型，病变稍突出于黏膜面，高度多不达5mm，面积小，表面平整。

Ⅱb型：表浅平坦型，病变不突出或下陷，最难发现，仔细观察可见胃小区大小和形状不均匀，黏膜粗糙。钡餐检查时可有钡剂黏着。

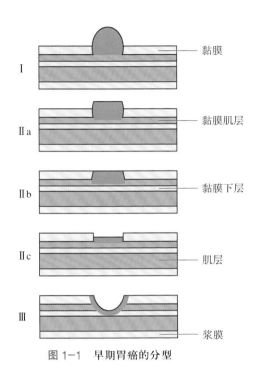

图 1-1　早期胃癌的分型

Ⅱc型：表浅凹陷型，最多见，有表浅凹陷，基底不平整，可见聚合黏膜，但聚合线可被打乱。

Ⅲ型：溃疡型，占早期癌的9.6%。凹陷比Ⅱc深，有溃烂，周围可有癌浸润。溃疡可与良性溃疡相似。

Ⅰ型和Ⅱa型又称为息肉型，Ⅱc型和Ⅲ型又统称溃疡型。

根据上述各型特点，还可分出各种混合型如Ⅱa+Ⅱb、Ⅱc+Ⅱa、Ⅱb+Ⅱc、Ⅱc+Ⅲ、Ⅲ+Ⅱc等。

（三）结直肠癌

结直肠癌（colorectal carcinoma）包括结肠癌和直肠癌，是常见的、由结直肠黏膜上皮和腺体发生的恶性肿瘤。结直肠癌的发病率从高到低依次为直肠、乙状结肠、盲肠、升结肠、降结肠及横结肠，近年有向近端（右半结肠）发展的趋势。其发病与生活方式、遗传、结直肠腺瘤等关系密切。发病年龄趋老年化，男女之比为1.65∶1。

结直肠腺瘤：一般认为大部分结直肠癌起源于腺瘤，故将结直肠腺瘤看作是癌前病变。一般腺瘤越大，形态越不规则，绒毛含量越高，上皮异型增生越重，癌变机会越大。对腺瘤癌变的序列演变过程已有了比较深入的了解，结直肠癌的发生是正常肠上皮—增生改变/微小腺瘤—早期腺瘤—中期腺瘤—晚期腺瘤—癌-癌转移的演变过程。在这一演变过程的不同阶段中所伴随的癌基因和抑癌基因的变化已经比较明确，癌基因和抑癌基因复合突变的累积过程被看作是结直肠癌发生过程的分子生物学基础。

二、消化内镜的历史与发展

内镜一词的英文为"endoscope"，起源于希腊语，系由字母"endo"（内部之意）与动词"skopein"（观察之意）组合而成，原意为窥视人体深部腔道的一种方法。自1805年德国Bozzini首创利用蜡烛光作光源，应用一根细铁管窥视泌尿道以来，医学内镜有了飞速发展，其过程可大致分为 4 个时期。

（一）硬式内镜

1. 早期硬式内镜（1805—1932 年）· 1805 年，德国 Bozzini 利用烛光，通过内镜看到了直肠、泌尿道的内腔。

1826 年，法国 Segales 制成了膀胱镜与食管镜。

1853 年，法国 Desormeaux 利用以乙醇（酒精）和松节油混合液体作为燃料的煤油灯为光源，观察尿道、膀胱、直肠、子宫等器官。

1868 年，德国 Kussmaul 在表演吞剑术的启发下，制成第一台直管内镜。

1880 年，爱迪生发明了电灯以后，就出现了用电灯或小电珠作为内镜的光源。

1881 年，Mikulicz 制作了一根长 65 cm、直径 14 mm 的硬管式胃镜，在胃镜中下 1/3 处做成 30°弯曲，尖端装一小灯泡，并有空气通道供注气用。它的这一想法使内镜初步具有实用价值。

2. 半可曲式胃镜（1932—1957 年）· 1923 年，Wolf-Schindler 研制出半曲式胃镜（semiflexible lens gastroscope），它是由近段的硬性部和远段的软管组成，由 26 块段棱镜构成。由于镜身大部分可弯曲，从而使胃黏膜可视面积大为增加。

1941 年，Taylor 在胃镜操作部装上了弯角装置，使末端可"上""下"两个方向弯曲，大大减少了观察盲区。

1948 年，Benedict 将活检管道安装于内镜，使胃镜的性能进一步完善。

（二）纤维内镜（1957 年以后）

1957 年，美国 Hirschowitz 制成了第一台纤维胃、十二指肠镜，从而使内镜开始进入纤维光学内镜发展阶段。

1963 年，日本开始生产纤维胃镜，在原胃内照相机上安装了纤维光束，制成了带有纤维内镜的胃内照相机。此外又在纤维胃镜上加了活检管道，增加了纤维胃镜端部的弯曲结构，采用了光导束外接强光源的冷光技术，使纤维胃镜进入了更为广泛使用的阶段。

20 世纪 60 年代后，日本和美国的科学家对初期的纤维胃镜进行了多方面的改进，例如增加视野光亮度，扩大视野角度，增加胃镜远端多方向弯曲的控制能力，增加活检和治疗管道等；同时由侧视式胃镜发展出前视和斜视内镜，使食管、胃、十二指肠可在一次内镜检查中全部被窥见。

1963 年，Overhoet 首先研制出纤维结肠镜并应用于临床。

1968 年，Mccune 首先通过纤维内镜向十二指肠乳头插管成功，进行逆行胰胆管造影（ERCP）。

（三）电子内镜（1983 年以后）

1983 年，美国 Welch Allyn 公司首先创造电子内镜并运用于临床。电子内镜的特点为其既非通过棱镜也非通过光导纤维传导图像，而是通过安装在内镜顶端被称为"微型摄像机"的 CCD 将光能转变为电能，再经视频处理后将图像显示在电视监视器上。因此，电子内镜传导图像的机制与传统的内镜完全不同，通过视频处理尚可对图像进行一系列加工处理，并可通过各种方式将图像进行贮存和再生，国外学者将电子内镜看作是消化内镜发展史上的第三个里程碑。

电子内镜系利用 CCD 将光信号转变为电信号，因此有可能通过电子计算机进行图像处理，即对颜色信息的构造信息进行有选择地增强或减弱，使观察者更容易认清病变而做出诊断。

（四）胶囊内镜（2000 年以后）

2000 年，以色列开发出第一台将图像连续发射至体外的医学照相机，已获美国 FDA 批准作为医疗器械使用。这一台"相机"外形酷似药品胶囊，故俗称胶囊内镜（capsule endoscopy），胶囊内镜被吞入消化道后，能以每秒 2 幅的速度自动摄片，通过逆向悬挂于患者腰背部的接收机传送图像，贮存于电脑，再分析检查结果。此类内镜从外形到操作方式与上述三类内镜完全不同：自动记录、自动排出，无需医生操作，患者痛苦小，尤其是能发现目前还是消化道盲区的小肠病变，为内镜检查开辟了一个新思路。目前胶囊内镜还仅能用于检查，随着科学的进步，类似机器人的"内镜"，不但能诊断，还能对肠道病变进行"修复和治疗"。

第二节
消化道相关解剖结构

一、概述

消化系统（digestive system）由消化管（即消化道）及消化腺两大部分组成（图 1-2）。消化道（digestive tract）指从口腔到肛门的管道，其功能形态各异，可分为口腔、咽、食管、胃、小肠（十二指肠、空肠、回肠）和结直肠（盲肠、阑尾、结肠、直肠、肛管）。临床工作中，常以屈氏韧带（ligament of Treitz）为界，将消化道分为上消化道（由口腔至十二指肠）和下消化道（由空肠至肛管）。

除口腔与咽外，消化管壁由内向外一般分为黏膜、黏膜下层、肌层与外膜 4 层（图 1-3）。

1. 黏膜（mucous membrane）·是消化管进行消化和吸收的重要部分。其表面经常保持黏滑湿润，便于食物的输送、消化和吸收。黏膜由上皮层、固有层和黏膜肌层三部分组成。

（1）上皮层（epithelium）面临管腔，是消化管壁的最内层。由于消化管各段的功能不同，上皮类型也不相同。口腔、食管和肛门的上皮为复层鳞状上皮，耐摩擦，具有保护作用。胃、小肠和结直肠的上皮为单层柱状上皮，有利于消化和吸收。有的上皮下陷形成消化管壁内的小消化腺，分泌黏液和各种消化酶。

（2）固有层（lamina propria）由结缔组织构成，含有丰富的淋巴组织。胃、肠的固有层则含有类似网状结缔组织的成分，并有小消化腺、血管、淋巴管、神经和少量分散的平滑肌。

（3）黏膜肌层（muscularis mucosa）为一薄层的平滑肌。一般排列为内环行、外纵行两层。

2. 黏膜下层（submucosa）·由疏松结缔组织构成。内有比较大的血管、淋巴管和黏膜下神经丛，又称梅氏（Meissner）神经丛。在食管与十二指肠黏膜下层内，有黏液性的食管腺与十二指肠腺，此层有联系黏膜与肌层的作用。

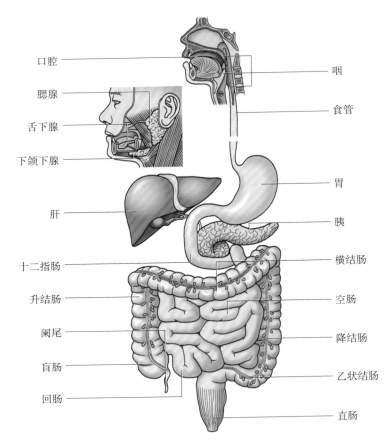

图 1-2　消化系统示意图

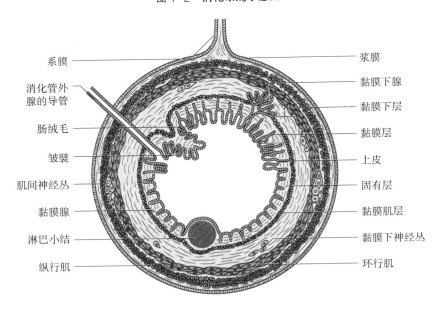

图 1-3　消化管的一般结构

3. 肌层（lamina muscularis）·除口腔、咽、食管上段和肛门外括约肌为骨骼肌外，其余均为平滑肌。一般都排列为内环行、外纵行两层。两层之间有肌间神经丛，又称奥氏（Auerbach）神经丛。

4. 外膜（adventitia）·是消化管壁的最外层，为薄层结缔组织，内含血管、淋巴管和神经。外膜又称纤维膜。此层也是消化管壁与周围器官互相联系固定的组织。若外膜表面覆盖一层间皮，则称浆膜。

二、食管的解剖结构

（一）食管的位置和分部

食管（esophagus）是一前后扁平的肌性管状器官，是消化管各部中最狭窄的部分，长约 25 cm。食管上端在第 6 颈椎椎体下缘平面与咽相续，下端约平第 11 胸椎椎体高度与胃的贲门连接。食管可分为颈部、胸部和腹部。颈部长约 5 cm，自食管起始端至平对胸骨颈静脉切迹平面的一段，前面借疏松结缔组织附于气管后壁上。胸部最长，为 18~20 cm，位于胸骨颈静脉切迹平面至膈的食管裂孔之间。腹部最短，仅 1~2 cm，自食管裂孔至贲门，其前方邻近肝左叶。

（二）食管的狭窄部

食管全长除沿脊柱的颈、胸曲相应地形成前后方向上的弯曲之外，在左右方向上亦有轻度弯曲，但在形态上，食管最重要的特点是有 3 处生理性狭窄（图 1-4）。第一狭窄为食管的起始处，相当于第 6 颈椎椎体下缘水平，距门齿约 15 cm；第二狭窄为食管在左主支气管的后方与其交叉处，相当于第 4、5 胸椎椎体之间水平，距门齿约 25 cm；第三狭窄为食管通过膈的食管裂孔处，相当于第 10 胸椎水平，距门齿约 40 cm。上述狭窄部是食管异物易滞留和食管癌的好发部位。

（三）食管壁的结构

食管壁较厚，约 4 mm，具有消化管典型的 4 层结构（图 1-5）。食管空虚时，前后壁贴近，断面呈扁圆形。食管黏膜形成纵行皱襞向管腔突出。食管上段的纵行黏膜皱襞的数目与形状变化较大，在中、下段，一般有纵行黏膜皱襞 3~4 条。

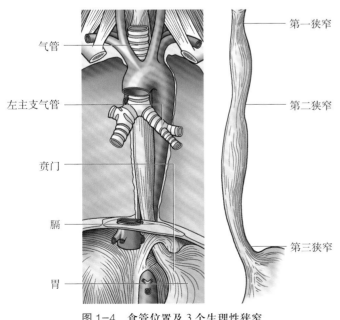

图 1-4　食管位置及 3 个生理性狭窄

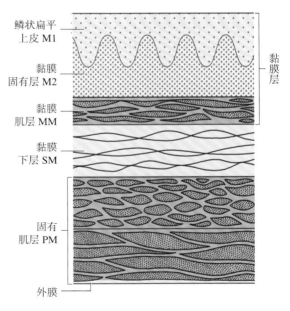

图 1-5　食管壁的结构

1. 黏膜·正常食管黏膜湿润光滑，内镜观察色泽浅红或浅黄，黏膜下血管隐约可见。上皮为未角化的复层鳞状上皮，在与胃贲门部连接处转变为单层柱状上皮，是食管癌的好发部位。黏膜肌层为较厚的纵行平滑肌。

2. 黏膜下层·含有血管、神经、淋巴管及食管腺。食管腺为黏液腺，导管穿过黏膜开口到食管腔。分泌的黏液有利于食物通过。

3. 肌层·为内环和外纵行 2 层。食管上 1/3 段为骨骼肌，下 1/3 段为平滑肌，中 1/3 段两种肌细胞兼有。内环行的肌层在食管的两端增厚形成上、下括约肌。

4. 外膜·为纤维膜，由疏松结缔组织构成。

三、胃的解剖结构

（一）胃的形态和分部

胃的形态可受体位、体型、年龄、性别和胃的充盈状态等多种因素的影响。胃在完全空虚时略呈管状，高度充盈时可呈球囊形。

胃分前、后壁，大、小弯，入、出口。胃前壁朝向前上方，后壁朝向后下方。胃小弯（lesser curvature）凹向右上方，其最低点弯度明显折转处，称角切迹（angular incisure）。胃大弯（greater curvature）大部分凸向左下方。胃的近端与食管连接处是胃的入口，称贲门（cardia）。贲门的左侧，食管末端左缘与胃底所形成的锐角，称贲门切迹（cardiac incisure）。胃的远端接续十二指肠处，是胃的出口，称幽门（pylorus）。由于幽门括约肌的存在，在幽门表面，有一缩窄的环行沟，幽门前静脉常横过幽门前方，这为胃手术提供了确定幽门的标志。

通常将胃分为 4 部：贲门附近的部分称贲门部（cardiac part），界域不明显；贲门平面以上，向左上方膨出的部分为胃底（fundus of stomach），临床有时称胃穹窿（fornix of stomach），内含吞咽时进入的空气，约 50 ml，X 线胃片可见此气泡，放射学中称胃泡；自胃底向下至角切迹处的中间部分，称胃体（body of stomach）；胃体与幽门之间的部分，称幽门部（pyloric part）。幽门部的大弯侧有一不甚明显的浅沟称中间沟，将幽门部分为右侧的幽门管（pyloric canal）和左侧的幽门窦（pyloric antrum）。幽

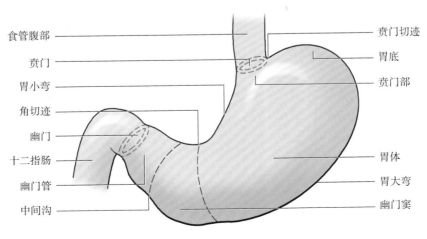

图 1-6　胃的形态和分部

门窦通常位于胃的最低部，胃溃疡和胃癌多发生于胃的幽门窦近胃小弯处；幽门管长 2~3 cm。临床上所称的"胃窦"即幽门窦，或是包括幽门窦在内的幽门部（图 1-6）。

（二）胃壁结构

胃壁有 4 层结构。胃的皱襞在充盈时可变低或消失。

1. 黏膜·胃黏膜较厚，表面有许多不规则小孔，为上皮下陷形成的管状胃小凹（gastric pit）的开口。胃腺即开口于胃小凹的底部。胃大约有 300 多万个胃小凹，一个胃小凹底部有 3~5 条胃腺共同开口。

（1）上皮：为单层柱状上皮，主要由表面黏液细胞（surface mucous cell）组成。

（2）固有层：由细密结缔组织构成，其中有较多淋巴细胞、浆细胞，少量平滑肌纤维，以及大量由上皮细胞下陷入固有层内形成的胃小凹和胃腺（gastric gland）。胃小凹的底部与胃腺相通连。

（3）黏膜肌层：由薄的内环行和外纵行 2 层平滑肌组成。

2. 黏膜下层·由疏松结缔组织和弹力纤维组成，起缓冲作用。当胃扩张或蠕动时，黏膜可伴随这种活动而伸展或移位。此层含有较大的血管、神经丛和淋巴管，胃黏膜炎或黏膜癌时可经黏膜下层扩散。

3. 固有肌层·胃壁的肌层很发达，由三层平滑肌组成。外层为纵行肌，以大弯和小弯部分较发达；中层为环行肌，在贲门和幽门处变得很厚，形成贲门括约肌和幽门括约肌；内层为斜行肌，由贲门左侧沿胃底向胃体方向进行，以下渐渐分散变薄，以致不见。在环行肌与纵行肌之间，含有肌层神经丛。

4. 浆膜层·胃壁的浆膜层是胃的外膜，实际上是腹膜覆盖在胃表面的部分。其覆盖主要是在胃的前上面和后下面，并在胃小弯和胃大弯处分别组成小网膜和大网膜。

四、结直肠的解剖结构

结直肠（colorectum）是消化管的下段，全长 1.5 m，全程围绕于空、回肠的周围，可分为盲肠、阑尾、结肠、直肠和肛管 5 部分。结直肠的主要功能为吸收水分、维生素和无机盐，并将食物残渣形成粪便，排出体外。

除直肠、肛管和阑尾外，结肠和盲肠具有 3 种特征性结构，即结肠带、结肠袋和肠脂垂。结肠带（colic bands）有 3 条，由肠壁的纵行肌增厚形成，沿结直肠的纵轴平行排列，3 条结肠带均汇集于阑尾根部。结肠袋（haustra of colon）是由横沟隔开向外膨出的囊状突起，这是由于结肠带短于肠管的长度使肠管皱缩形成的。肠脂垂（epiploic appendices）是沿结肠带两侧分布的许多小突起，由浆膜和其所包含的脂肪组织形成。在正常情况下，结直肠管径较粗、肠壁较薄，但在疾病情况下可有较大变化。因此在腹部手术中，鉴别结直肠、小肠主要依据结直肠的上述 3 个特征。

结肠带有 3 条，分别称为网膜带、系膜带和独立带。其中，网膜带仅在横结肠一段被大网膜附着而得名，在横结肠段，位于肠管的前上缘，被大网膜附着；在升、降和乙状结肠各段，均位于肠管的后外侧缘。结肠系膜带因被横结肠系膜附着而得名，在横结肠段，位于肠管的后缘，借横结肠系膜连于腹后壁；在升、降结肠段，位于肠管后内侧缘的裸区，以结缔组织直接附于腹后壁；在乙状结肠段，位于肠管后内侧缘，借乙状结肠系膜连于腹后壁。独立带游离于肠管表面，在横结肠段，位于肠管下缘，翻起大网膜，上提横结肠即可见到；在升、降和乙状结肠各段，位于肠管前缘。

（一）盲肠

盲肠（caecum）是结直肠的起始部，长 6~8 cm，其下端为盲端，上续升结肠，左侧与回肠相连接。盲肠主要位于右髂窝内，其体表投影在腹股沟韧带外侧半的上方。但在胚胎发育过程中，有少数情况，由于肠管旋转异常，可出现异位盲肠，既可高达髂嵴以上，也可低至骨盆腔内，甚至出现于腹腔左侧。

盲肠属于腹膜内位器官，其各面均有腹膜被覆，因无系膜或仅有较短小系膜，故其位置相对较固定。少数人的盲肠与回肠末端具有共同的系膜，使盲肠具有较大的活动范围，称移动性盲肠。

回肠末端向盲肠的开口，称回盲口（ileocecal orifice）。此处肠壁内的环行肌增厚，并覆以黏膜而形成上、下两片半月形的皱襞，称回盲瓣（ileocecal valve），此瓣的作用为阻止小肠内容物过快地流入结直肠，以便食物在小肠内充分消化吸收，并可防止盲肠内容物逆流回小肠。在回盲口下方约 2 cm 处，有阑尾的开口。

（二）结肠

结肠（colon）是介于盲肠与直肠之间的一段结直肠，整体呈"M"形，包绕于空、回肠周围。结肠分为升结肠、横结肠、降结肠和乙状结肠 4 部分。结肠的直径自起端 6 cm，逐渐递减为乙状结肠末端的 2.5 cm，这是结肠腔最狭窄的部位。

升结肠（ascending colon）长约 15 cm，在右髂窝处，起自盲肠上端，沿腰方肌和右肾前面上升至肝右叶下方，转折向左前下方移行于横结肠，转折处的弯曲称结肠右曲（right colic flexure）（或称肝曲）。升结肠属腹膜间位器官，无系膜，其后面借结缔组织贴附于腹后壁，因此活动性甚小。

横结肠（transverse colon）长约 50 cm，起自结肠右曲，先行向左前下方，后略转向左后上方，形成一略向下垂的弓形弯曲，至左季肋区，在脾脏面下分处，折转成结肠左曲（left colic flexure）（或称脾曲），向下续于降结肠。横结肠属腹膜内位器官，由横结肠系膜连于腹后壁，活动度较大，其中间部分可下垂至脐或低于脐平面。

降结肠（descending colon）长约 25 cm，起自结肠左曲，沿左肾外侧缘和腰方肌前面下降，至左髂嵴处续于乙状结肠。降结肠与升结肠一样属腹膜间位器官，无系膜，借结缔组织直接贴附于腹后壁，活动性很小。

乙状结肠（sigmoid colon）长约 40 cm，在左髂嵴处起自降结肠，沿左髂窝转入盆腔内，全长呈"乙"字形弯曲，至第 3 骶椎平面续于直肠。乙状结肠属腹膜内位器官，由乙状结肠系膜连于盆腔左后壁，活动度较大。乙状结肠系膜在肠管的中段幅度较宽，向上、下两端系膜幅度逐渐变短而消失，故乙状结肠与降结肠和直肠相移行处均被固定而不能移动。由于乙状结肠系膜中段幅度较宽，活动范围较大，所以常成为乙状结肠扭转的病因之一。乙状结肠也是憩室和肿瘤等疾病的多发部位。

（三）直肠

直肠（rectum）位于骶骨前方，在第 3 骶椎高度，上续乙状结肠，向下穿过盆膈续为肛管，全长约 12 cm。在直肠上部、两侧及前方均有腹膜包裹；下行至第 4~5 骶椎高度，腹膜仅包被直肠的前面。在男性移于膀胱的后面，覆盖精囊的上部，构成直肠膀胱陷凹；在女性折返至阴道穹后部，形成直肠子宫陷凹。腹膜返折高度男女有差异，女性比男性低 1.5~2 cm。直肠子宫陷凹距肛门 5.5~6 cm，直肠膀胱陷凹距肛门 7.5~8 cm。

第二章
消化道早癌的内镜诊断

第一节
内镜诊断常用器械及附件

目前笔者所在华东医院使用的是 Olympus 公司的消化道放大内镜：GIF-H260Z（上消化道）和 CF-H260AZI（下消化道）。这两款内镜都能在非放大条件下观察，而后迅速调整到放大观察（最大 80 倍）。下压内镜操作手柄上的放大操作杆就能移动内镜先端部的镜片，从而实现光学放大观察，而向反方向上抬放大操作杆则逐渐降低放大倍数。下消化道放大内镜常采用内置于内镜先端部的微位移器实现电子及光学放大功能，通过直接操纵内镜先端部的镜片，可以连续不间断地调整放大倍数。在实际操作中，能够非常细微地调整放大倍数并获得最理想的效果。内镜窄带成像术（narrow band imaging，NBI）是一种新兴的内镜技术，它是利用滤光器过滤掉大部分的光谱，仅留下 415 nm 和 540 nm 光谱用于诊断消化道各种疾病。应用放大内镜结合窄带成像技术（M-NBI）可以非常清晰地观察到消化道黏膜的表面微结构和微血管构造。

为了获取最大放大倍数下稳定的放大内镜图像，应该在内镜先端安置柔软的黑色先端帽（MAJ-1988~MAJ-1992，Olympus）（图 2-1）。先端帽的深度和最大放大倍数下内镜的观察距离相同，因此，只要将先端帽垂直贴于胃黏膜表面即可获得最大倍数的图像。由于消化道管腔较大，易受呼吸、动脉搏动的影响，在没有先端帽的情况下，无论放大内镜的分辨率有多高，都难以简单迅速地获取对焦精准的图像。

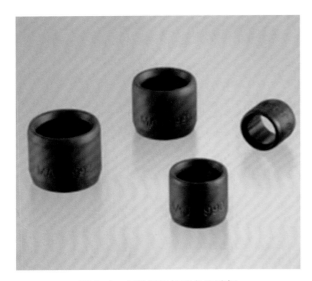

图 2-1　各种规格的黑色先端帽

第二节
食管早癌的内镜诊断

在中国和日本，95% 以上的食管癌为鳞状细胞癌。因此，早期发现食管鳞状细胞癌，从而进行以内镜黏膜下层剥离术（endoscopic submucosal dissection，ESD）为代表的内镜下微创治疗是非常重要的。食管癌的高危因素：① 50 岁以上男性；②大量饮酒或吸烟；③饮酒后面部潮红；④红细胞平均体积＞100 fl；⑤既往有食管癌或头颈部癌病史；⑥食管黑变病、黑色素沉着；⑦食管多处碘染色不着区（斑状食管）等。

食管早期鳞状细胞癌是指肿瘤局限于黏膜层的鳞状细胞癌，不论有无淋巴结转移（图 2-2）。食管

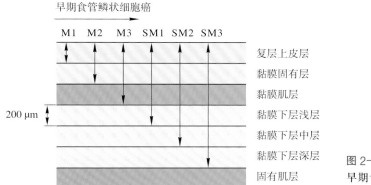

图 2-2
早期食管鳞状细胞癌示意图

表浅癌指肿瘤局限于黏膜或黏膜下层，无论有无淋巴结转移。1999 年日本食管癌分型中对食管早期癌定义是局限于黏膜层及黏膜下层并且无淋巴结转移的癌。但随后的研究发现，当肿瘤局限于黏膜层时，淋巴结的转移率几乎为 0；而当肿瘤侵犯到黏膜下浅层时，淋巴结转移率为 21%~29%；侵犯到黏膜下深层时，淋巴结转移率为 50%~76%。所以，目前认为仅局限于黏膜层的食管鳞状细胞癌为食管早期癌，而侵犯到黏膜下层的鳞状细胞癌属于食管表浅癌。

根据日本的《食管癌处理共识》，食管表浅癌称为 0 型，分为隆起型（0-Ⅰ型）、平坦型（0-Ⅱ型）和凹陷型（0-Ⅲ型）3 类。0-Ⅰ型隆起，在内镜检查过程中比较容易发现，一般隆起高度在 1 mm 以上。0-Ⅱ型又分为 3 个亚型，分别是平坦隆起型（0-Ⅱa）、表面平坦型（0-Ⅱb型）和平坦凹陷型（0-Ⅱc型）。Ⅲ型与Ⅱc型界限为凹陷深度达 0.5 mm（图 2-3~ 图 2-8，表 2-1）。

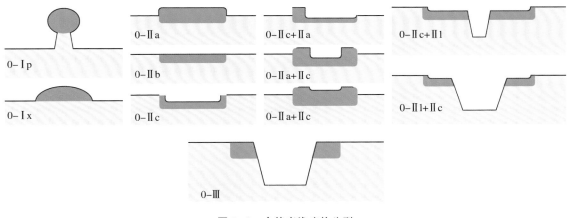

图 2-3　食管表浅癌的分型

一、白光内镜诊断

食管表浅癌白光内镜下主要表现为：①颜色改变，可为斑片状发红或发白，边界欠清晰（图 2-9）；②黏膜形态的改变，微隆起或凹陷，亦有完全平坦型，黏膜比较粗糙，可伴有糜烂或结节，质地比较脆或硬，触碰易出血（图 2-10）；③血管纹理的改变，黏膜下血管模糊或消失（图 2-11）。

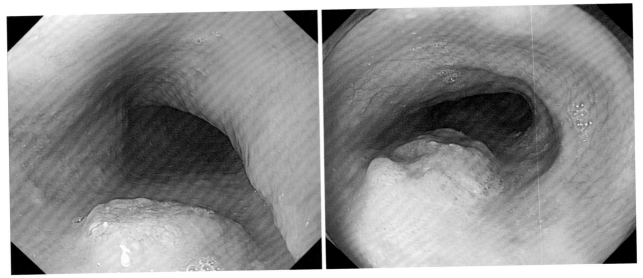

图 2-4　食管表浅癌 Is 型

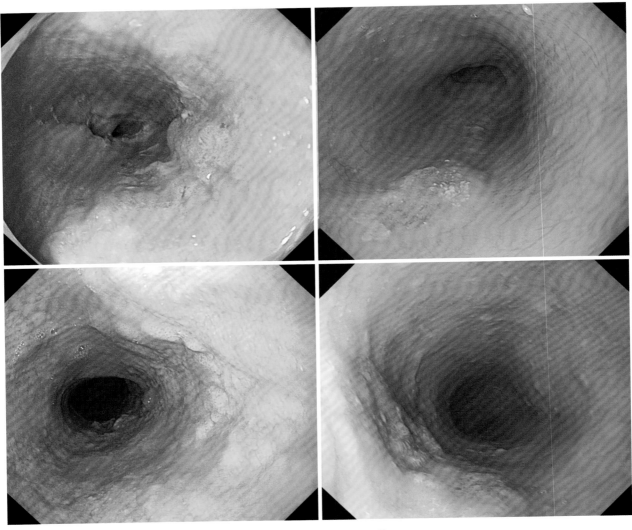

图 2-5　食管表浅癌 Ⅱa 型

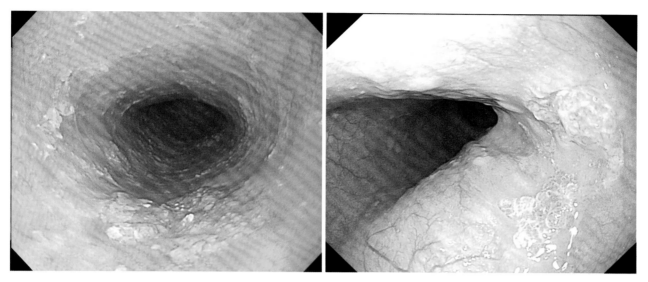

图 2-5（续）

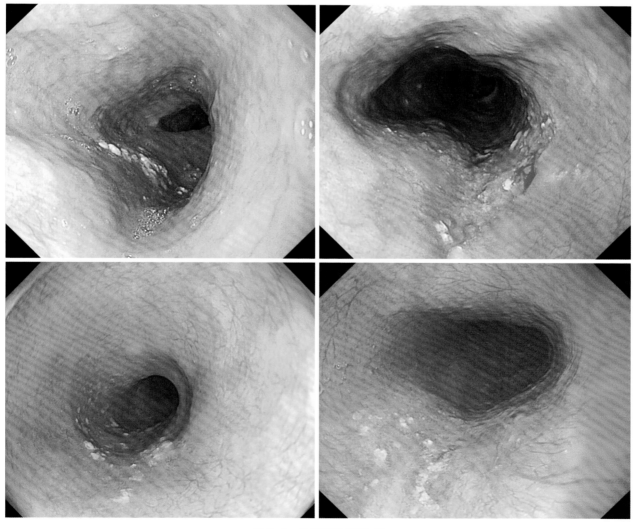

图 2-6 食管表浅癌 IIb 型

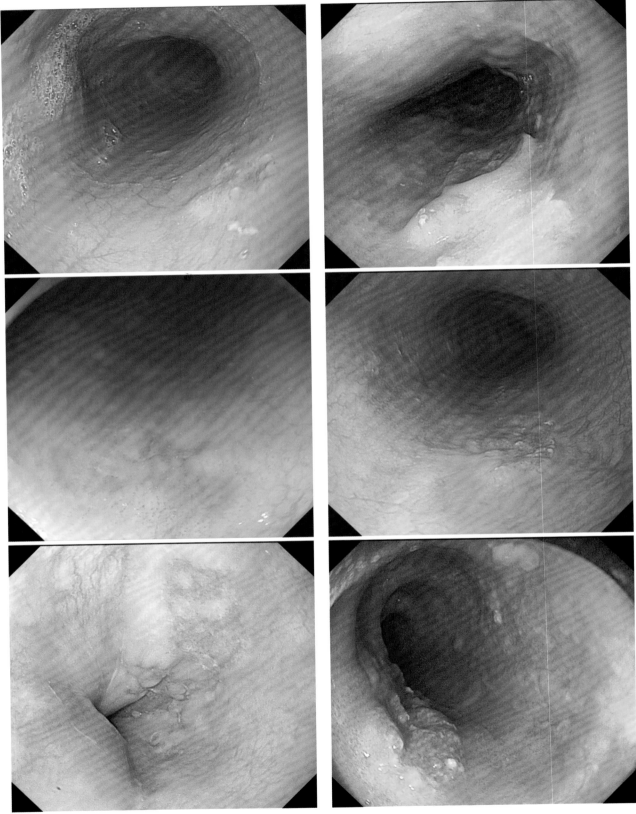

图 2-7　食管表浅癌 Ⅱc 型　　　　　　　　　图 2-8　食管表浅癌 Ⅱa+ Ⅱc 型

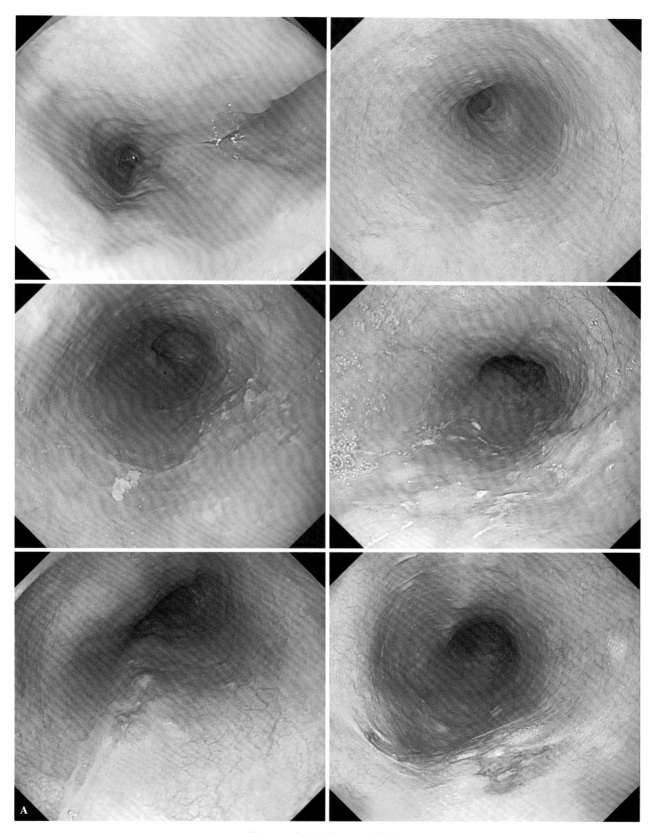

图 2-9 色泽改变。A. 病灶发红

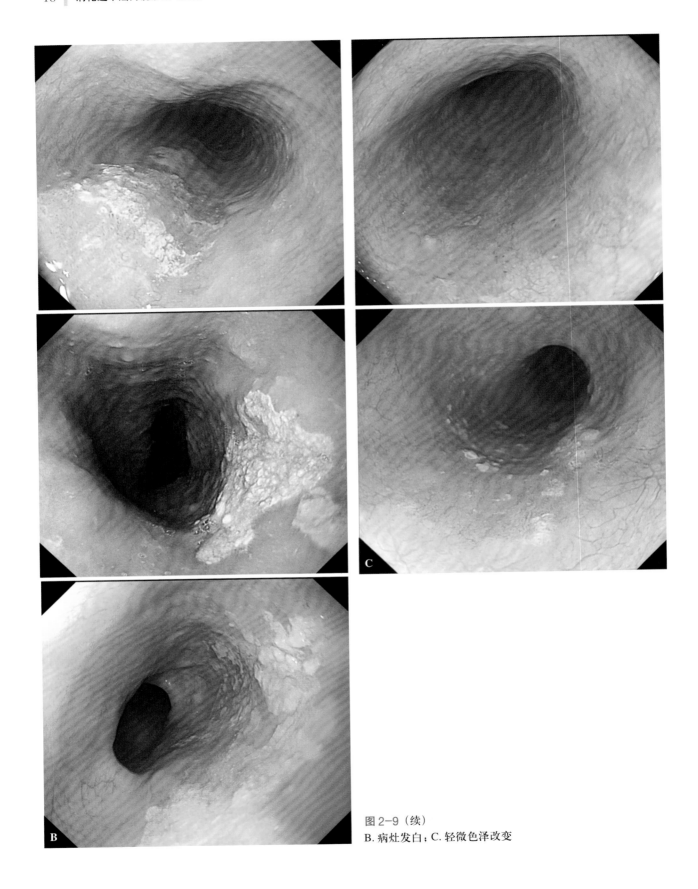

图 2-9（续）
B. 病灶发白；C. 轻微色泽改变

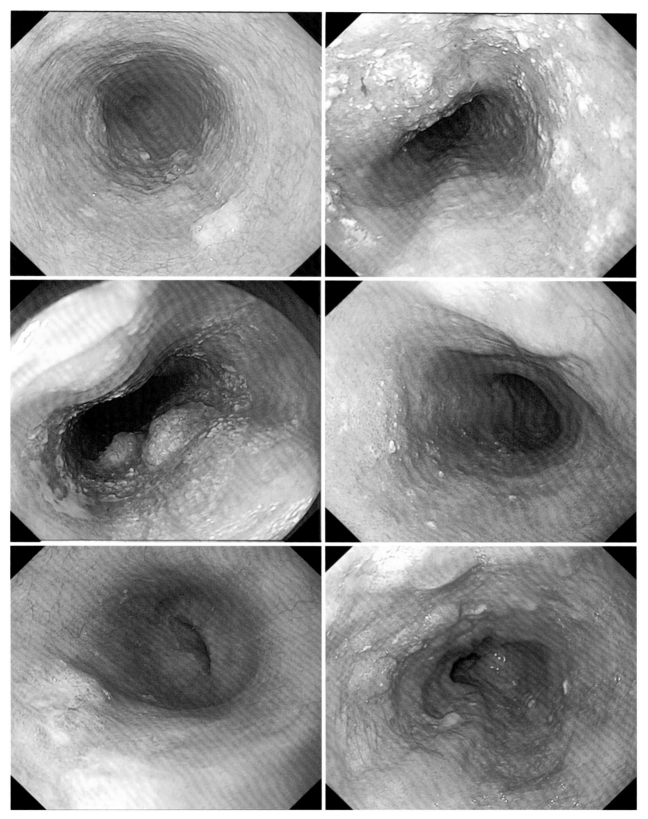

图 2-10 黏膜改变——粗糙或结节

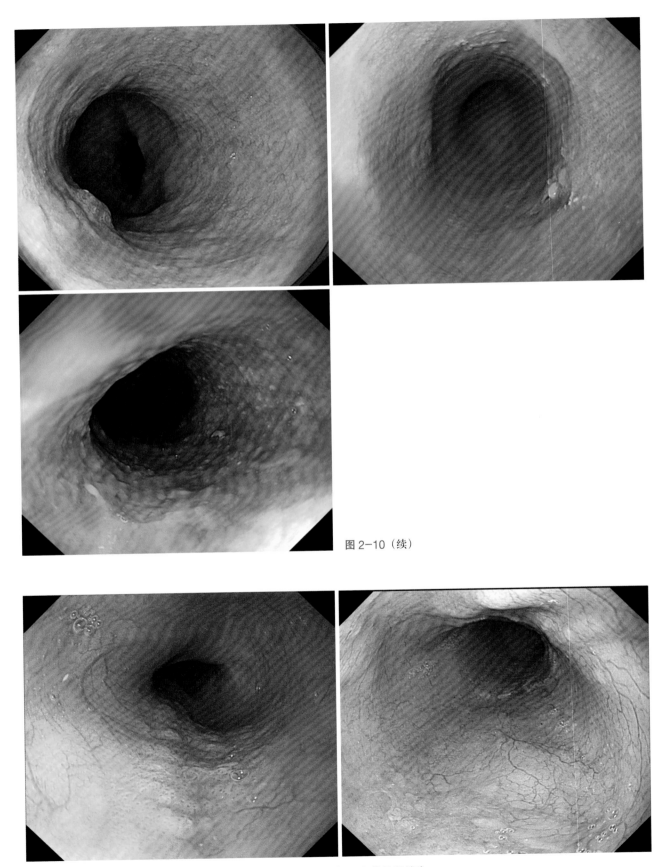

图 2-10（续）

图 2-11 黏膜粗糙，血管纹理消失

表2-1 食管表浅癌常规观察时浸润深度诊断的要点

0-I型	＞1 mm 的明显隆起，多为 SM2 浸润 白色调且表面呈颗粒状或乳头状结构，或基底部变细呈蒂样		
0-IIa型	表面呈白色调颗粒样结构，或半透明的白斑样病变，浸润深度为 M1/M2 发红色调多为 M2 浸润 粗大颗粒、轻度伸展不良多为 M3 浸润		
0-IIb型	浸润深度多为 M1/M2		
0-IIc型	浸润深度	普通内镜观察	碘染色观察
	M1、M2	非常浅的凹陷 凹陷内平坦或细颗粒状	黏膜皱褶（Tatami-me）走行无变化，与周围黏膜一样向病灶内延伸
	M3、SM1	明显凹陷 凹陷内粗大颗粒状隆起 凹陷周围伴边缘隆起	黏膜皱褶的宽度较大，突然中断
	SM2	明显深凹陷 凹陷内结节状隆起 凹陷周围伴明显的边缘隆起	黏膜皱褶突然中断，纵行皱襞宽度较大
0-III型	伴有边缘部隆起的多为 SM 浸润		

二、NBI 放大内镜诊断

正常食管黏膜表浅血管由分枝状血管构成，紧贴黏膜肌层，向水平方向延伸，放大内镜观察可看到食管鳞状上皮内乳头状微血管襻（intraepithelial papillary capillary loop，IPCL）。正常食管黏膜的 IPCL 可表现为红色逗点状。NBI 结合放大内镜观察时，位于深部的分支状血管为绿色，表浅的 IPCL 呈棕色点状。而当发生食管表浅鳞状细胞癌时，肿瘤部分背景黏膜呈现棕色改变（brownish area），扩张的异常血管密集增生，此时可通过 IPCL 的形态来诊断食管表浅鳞状细胞癌。

井上等根据 IPCL 的破坏程度、新生血管的有无提出了 IPCL 分类，根据 IPCL 扩张度、弯曲度、直径、形态 4 个方面，将 IPCL 的变化分为 I~V 型：I 型为正常 IPCL 结构；II 型 IPCL 有轻微扩张和延长，提示食管炎症；III 型 IPCL 口径扩张和延长较 II 型更明显，且碘染色出现淡染区，多为局部异型增生 / 低级别上皮内瘤变；IV 型与 III 型的差别在于病灶处有血管增生，病理表现为高级别上皮内瘤变；V 型在 IV 型基础上，IPCL 的四个形态因素均发生明显异常，根据异常程度又分为 V1、V2、V3 和 VN 四个亚型。其中，V1 提示为 M1 期食管癌；V2 相较于 V1 型，IPCL 出现垂直位上的血管延长，提示 M2 期食管癌；V3 型 IPCL 表现为襻环结构消失，同时有新生血管形成，提示 M3/SM1 期食管癌；VN 型新生血管直径明显变粗，直径较 V3 型增大 3 倍以上，提示肿瘤浸润至 SM2 层或更深（图 2-12）。

随后，有马等根据 III 型、IV 型血管结构提出了无血管区（avascular area，AVA）/ 周边区域血管伸展不规则（surrounded area with stretched irregular vessels，SSIV）之比对微细血管性状分类，用以诊断食管表浅癌的性质及浸润深度。有马分型 I 型为上皮下乳头内的细小的线性毛细血管，见于正常食管黏膜；II 型为略微膨胀扩张的血管，并且 IPCL 形态正常，主要见于炎性病变或上皮内瘤变；III 型为口径不均匀的螺旋状血管，并且有挤压现象，排列不规则，主要见于 M1 期癌和 M2 期癌；IV 型表现为血管有重叠，不规则的分枝状、网状或 AVA，主要见于 M3 期癌和 SM 癌（图 2-13）。

而由于以上两种分型方法过于繁琐，难于记忆，导致初学者难以掌握，日本食管学会放大内镜下食管表浅癌浸润深度标准制定委员会在上述两种食管放大内镜分型的基础上，于 2012 年制定了新食管癌放大内镜分型，简称 AB 分型，主要依据 IPCL 形态以及无血管区大小（表 2-2）（图 2-14~ 图 2-17）。

表 2-2　新食管癌放大内镜分型（AB 分型）

血管形态		
A 型	血管形态无变化或是轻微变化	正常上皮或炎性改变
B1 型	襻状的异常血管（扩张、迂曲、粗细不均、形状不一）	EP/LPM
B2 型	没有襻形成的异常血管	MM/SM1
B3 型	高度扩张的不规则血管（比 B2 血管直径粗 3 倍以上）	SM2 或更深
无血管区域（avascular area，AVA）		
AVA- 小	≤ 0.5 mm	EP/LPM
AVA- 中	0.5~3 mm	MM/SM1
AVA- 大	≥ 3 mm	SM2 或更深

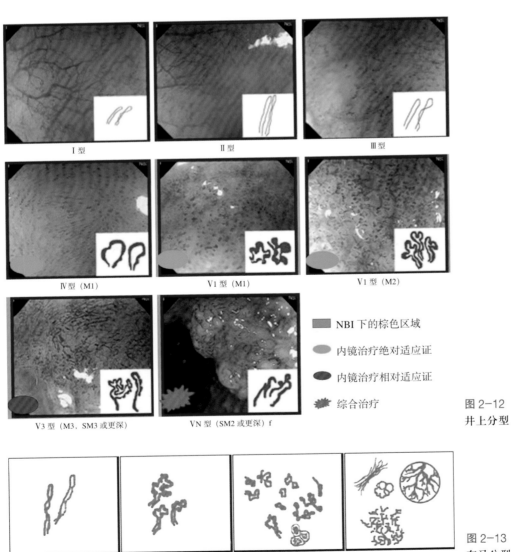

I 型　　Ⅱ型　　Ⅲ型

Ⅳ型（M1）　　V1 型（M1）　　V1 型（M2）

V3 型（M3，SM3 或更深）　　VN 型（SM2 或更深）f

　NBI 下的棕色区域

　内镜治疗绝对适应证

　内镜治疗相对适应证

　综合治疗

图 2-12
井上分型

正常，LIN，Ⅰ型　　炎症，LIN，HIN，Ⅱ型　　M1-m Ⅲ型　　M2-SM3，Ⅳ型

图 2-13
有马分型

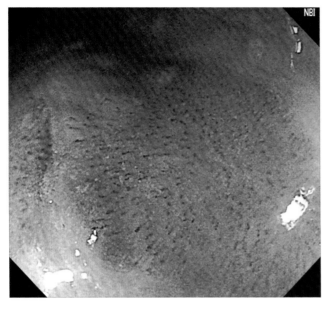

图 2-14
A 型血管

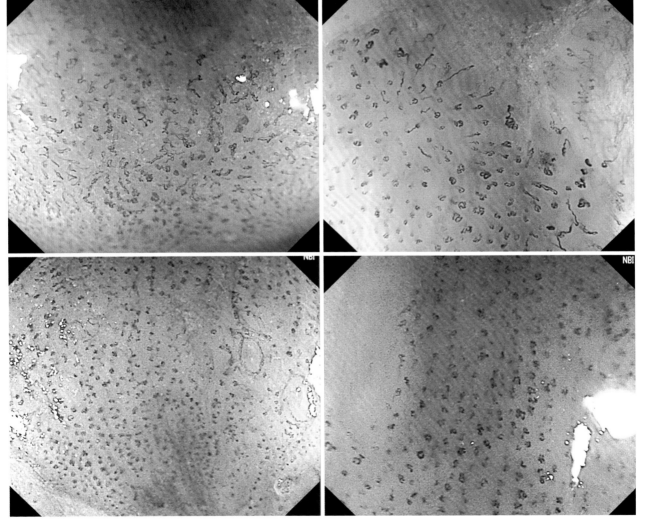

图 2-15　B1 型血管

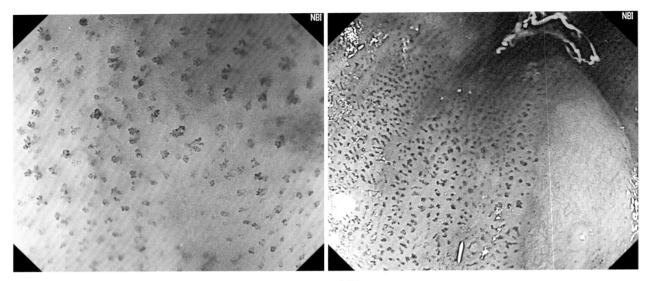

图 2-15（续）

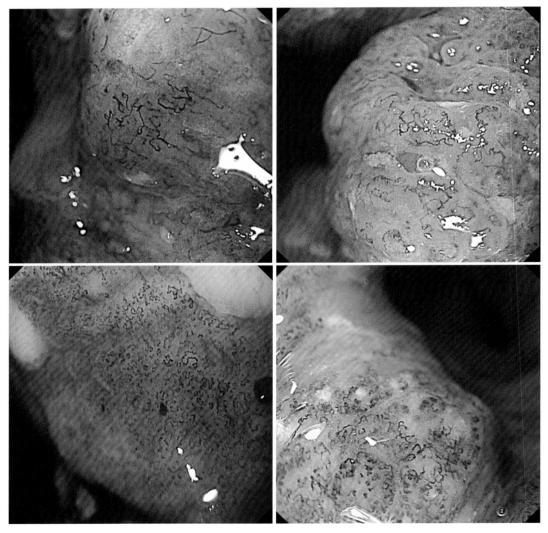

图 2-16　B2 型血管

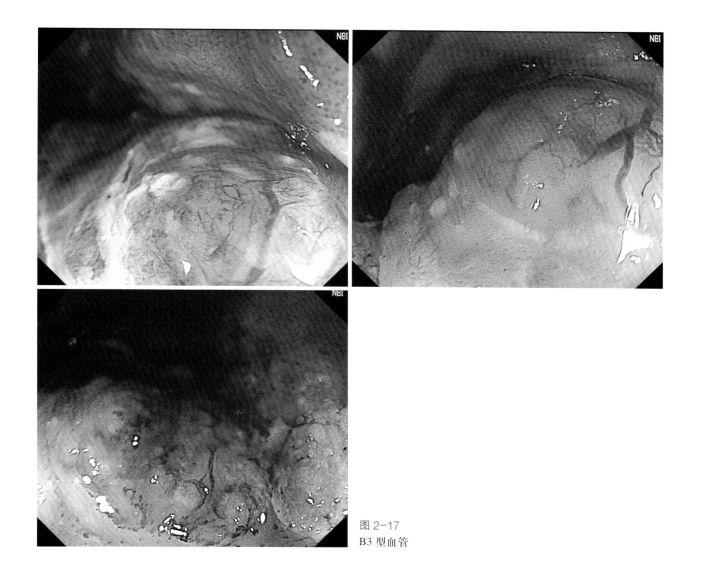

图 2-17
B3 型血管

判断 AVA 大小的方法：图 2-18 中每一小方格是 1 mm × 1 mm，奥林巴斯 H260Z 放大胃镜在放大到最大倍数、最佳焦距情况下，八角形的斜边 ≈ 0.6~0.8 mm，底边 ≈ 3 mm。因此，在放大内镜观察时，放大到最大倍数，如果 AVA 直径小于斜边的，我们认为是小 AVA；如果直径大于底边的，我们认为是大 AVA；如果介于两者之间，则是中等 AVA（图 2-19）。

背景着色：是指在用 NBI+ 放大内镜观察食管黏膜病变时，IPCL 之间的食管黏膜上皮着色情况。病变区域 IPCL 之间的黏膜上皮如果发生颜色的改变，与正常食管上皮颜色不同，称为背景着色阳性，提示鳞状上皮癌可能（图 2-20），如果没有颜色改变则称为背景着色阴性，提示食管良性病变可能。背景着色对于区分食管黏膜的良性病变与鳞状细胞癌有着重要意义。

三、碘染色诊断

在 NBI 问世之前，碘染色在食管癌的早期发现中发挥着重要作用（图 2-21），浓度一般为 1.2%~

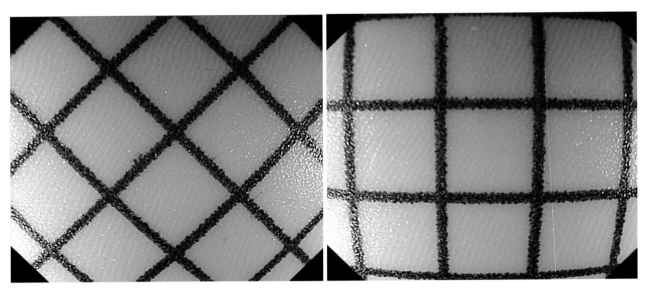

图 2-18　判断 AVA 的大小

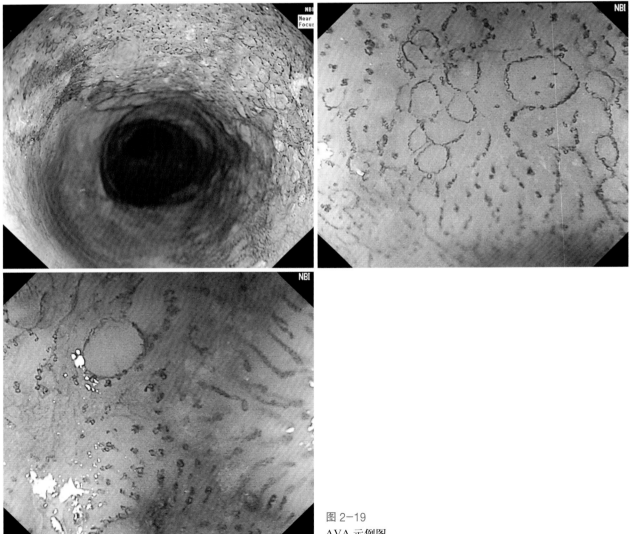

图 2-19
AVA 示例图

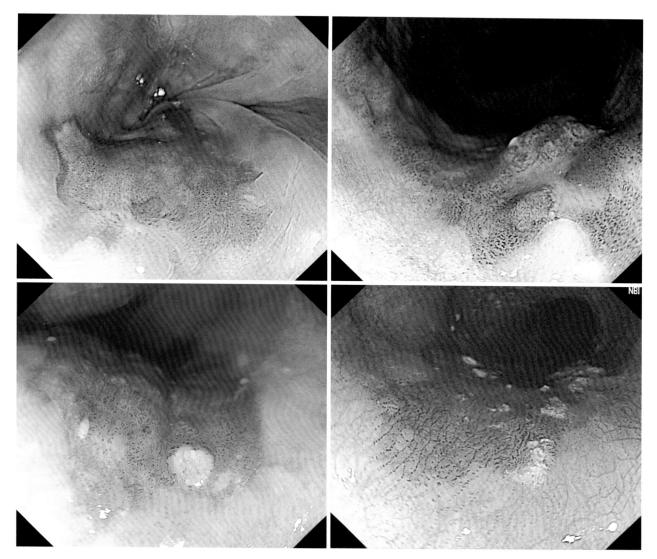

图 2-20 背景着色阳性

2.5%，喷洒前宜应用西甲硅油＋链霉蛋白酶反复冲洗食管，去掉气泡及黏液，使用喷洒管自贲门向口侧喷洒至食管上段，喷洒完毕后应用清水反复冲洗食管黏膜，洗净多余的碘溶液。在喷洒碘染色剂后，冲洗并等待 2~3 分钟，正常食管鳞状上皮呈现深褐色改变，比正常食管鳞状上皮颜色深的是鳞状上皮增生，上皮内瘤变表现为着色变浅或者不着色，低级别上皮内瘤变为着色比正常上皮略浅，而高级别上皮内瘤变则表现为不着色，部分区域可见粉红色征（pink sign），粉红色征提示有非常大的可能性是高级别上皮内瘤变（图 2-22~ 图 2-29）。但是，由于碘染色对食管黏膜刺激性很强，检查后会导致食管痉挛，称"榻榻米征"（图 2-30），患者有非常明显的胸骨后或上腹部不适或疼痛症状，甚至导致病变上皮剥脱。剥脱后的食管黏膜由于上皮再生，非肿瘤性鳞状细胞覆盖了原先的病灶，有导致病变看似缩小的缺点。

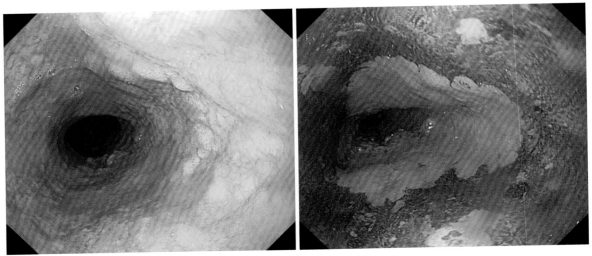

图 2-21　碘染色诊断示例。白光内镜观察时，发现食管黏膜色泽略红，考虑高级别上皮内瘤变可能，
但是边界比较模糊，在喷洒碘溶液以后，边界变得非常清晰

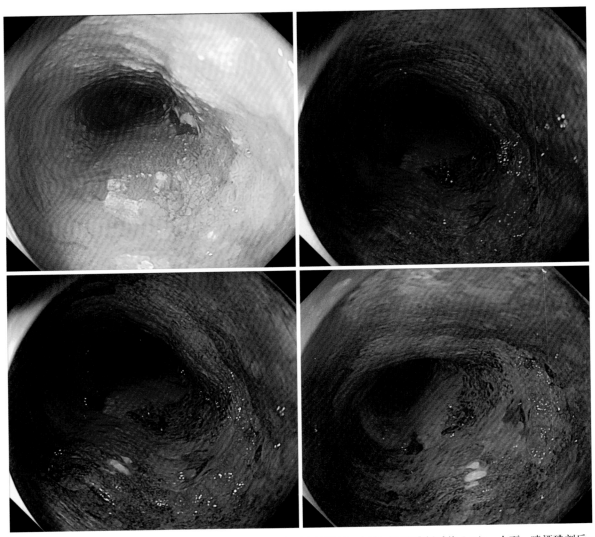

图 2-22　碘染色诊断示例。左上：白光内镜；右上：喷洒碘剂即刻；左下：喷洒碘剂后约 1 min；右下：喷洒碘剂后
约 2.5 min。可以看出经过冲洗并等待碘反应结束后，碘染色的效果达到最佳状态

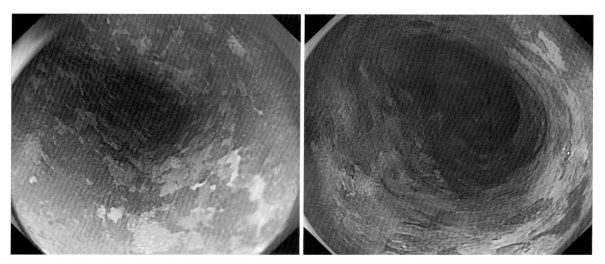

图 2-23 碘染色诊断示例。比正常的深褐色的食管黏膜颜色略浅的是低级别上皮内瘤变

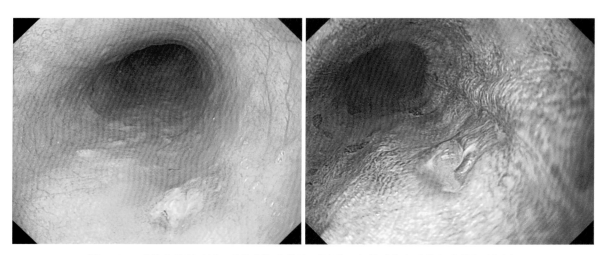

图 2-24 碘染色诊断示例。虽然内镜看到Ⅱa型病灶，但是碘染色后没有看到碘不染区，所以不考虑有恶性可能，活检的病理也证实了低级别上皮内瘤变

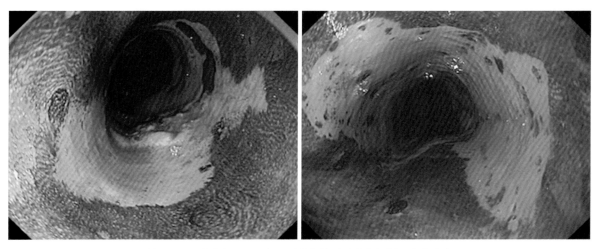

图 2-25 碘染色诊断示例。不着色的区域为高级别上皮内瘤变

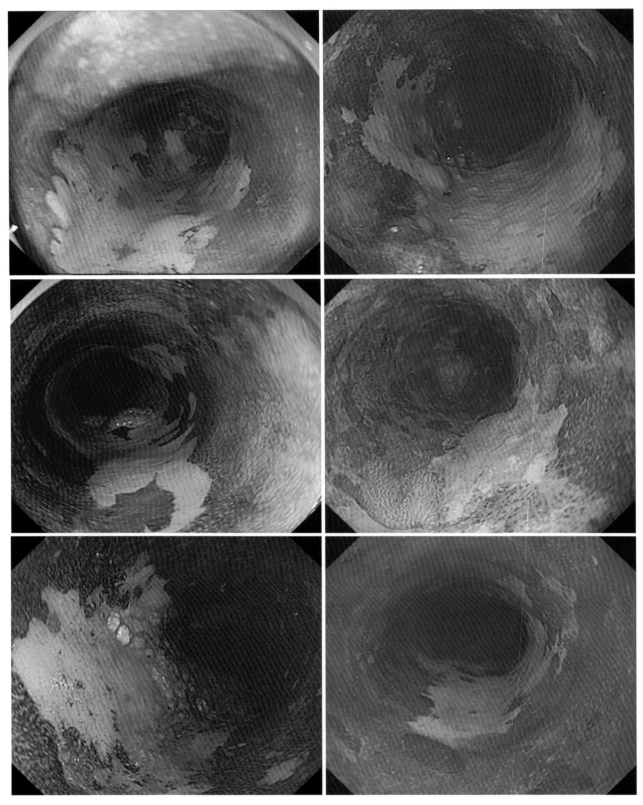

图 2-25（续） 碘染色诊断示例。不着色的区域为高级别上皮内瘤变

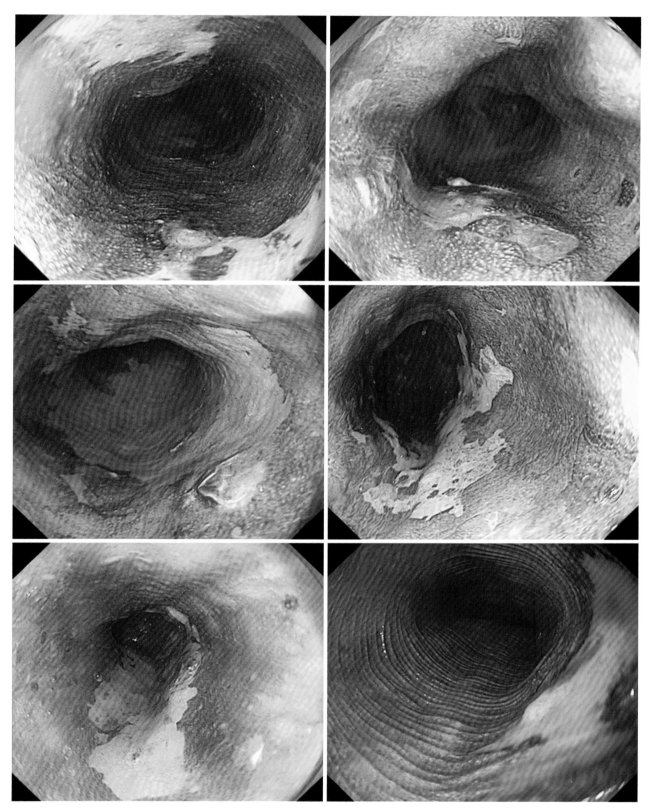

图 2-26　碘染色诊断示例。此处几个病例甚至在局部可以看到粉红色征（pink sign）

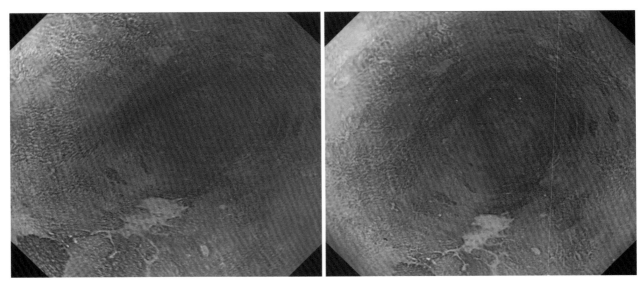

图 2-27　碘染色诊断示例。在刚喷洒碘溶液后并不会马上呈现粉红色征，待静置一段时间后，
则可以呈现出明显的粉红色征，提示高级别上皮内瘤变

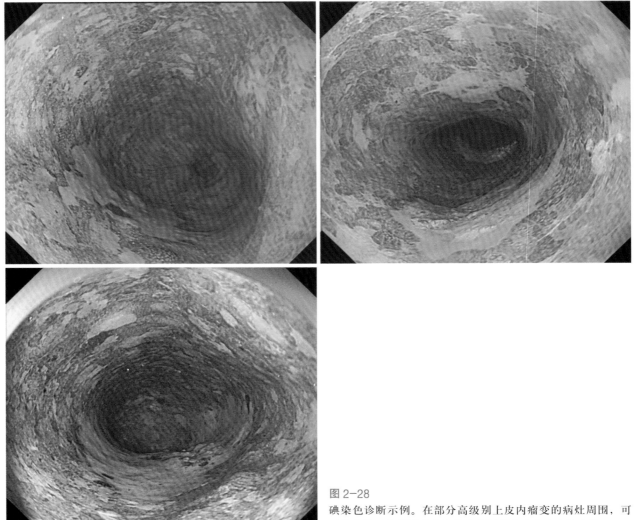

图 2-28
碘染色诊断示例。在部分高级别上皮内瘤变的病灶周围，可
以散在甚至弥漫性分布斑块状低级别上皮内瘤变的病灶

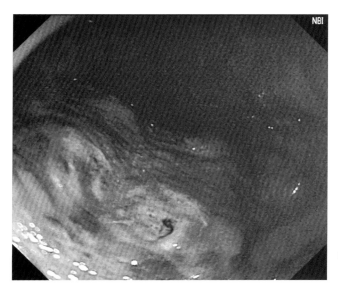

图 2-29
碘染色诊断示例。在 NBI 模式下观察碘不染区，可以看到银白色征，也同样提示高级别上皮内瘤变

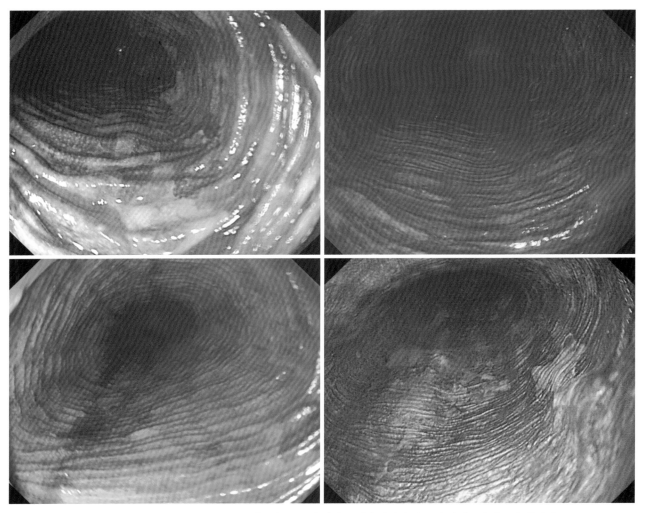

图 2-30　食管黏膜呈现"榻榻米征"。在 ESD 术前喷洒碘溶液确定病灶边界时，会由于食管痉挛，
一定程度上降低内镜的操作性，增加 ESD 的难度

第三节
胃早癌的内镜诊断

一、正常胃黏膜的内镜下微细表面结构及微细血管结构

无幽门螺杆菌（helicobacter pylori，HP）感染的胃黏膜微细表面（microsurface，MS）结构和微细血管（microvascular，MV）结构因部位不同而呈现差异，但总体表现为规则的形态与分布。

（一）胃底腺区域

胃底腺位于胃体部，该区域的 MV 结构呈现蜂巢状，形成了上皮下毛细血管网（subepithelial capillary network，SECN），分布在胃小凹的周围，这些毛细血管汇入集合静脉（collecting venules，CV），CV 呈人字形。胃底腺区域的 MS 结构呈现圆形或者椭圆形（图 2-31）。

（二）幽门腺区域

幽门腺位于胃窦部，该区域的 MV 结构呈线圈样，CV 少见或呈点状。幽门腺区域的 MS 呈线形或网格状（图 2-32）。

二、HP 感染胃炎的内镜下特征

HP 介导的活动性炎症导致黏膜充血、水肿及炎性细胞的浸润。黏膜的弥漫性发红（diffuse redness）、

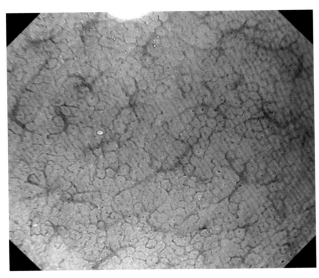

图 2-31　胃底腺 MS 和 MV 结构

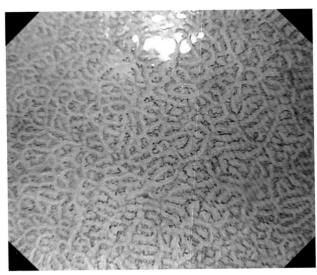

图 2-32　幽门腺 MS 和 MV 结构

点状发红（spotty redness）、皱襞的增粗／曲折（enlarged/tortuous folds）及胃小区水肿（swelling of areae gastricicae）的存在提示胃黏膜处于 HP 活动性感染状态。其中弥漫性发红表现为胃底腺覆盖范围内黏膜均匀发红，与黏膜广泛充血有关；点状发红表现为胃底腺覆盖范围内黏膜多发、细小红点，为扩张的 CV 所致；皱襞的增粗／曲折则与黏膜弥漫的水肿有关；胃小区水肿可通过靛胭脂染色更为明显（图 2-33）。

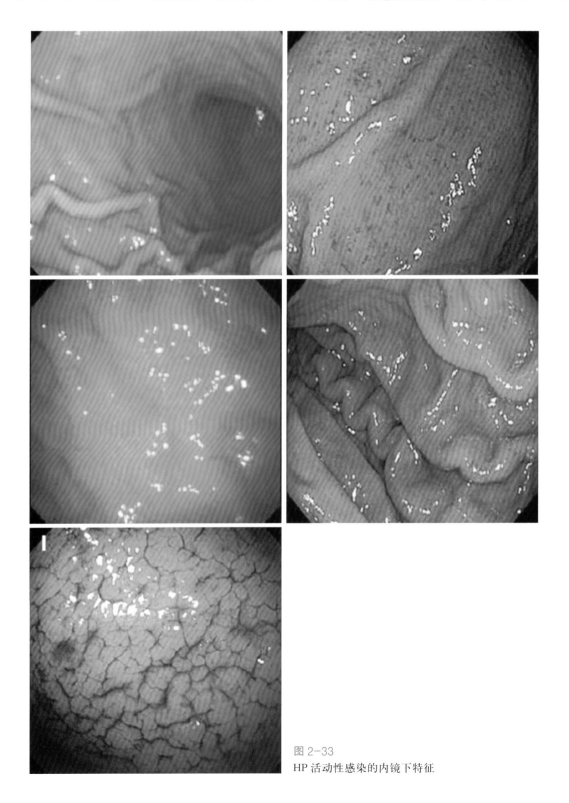

图 2-33
HP 活动性感染的内镜下特征

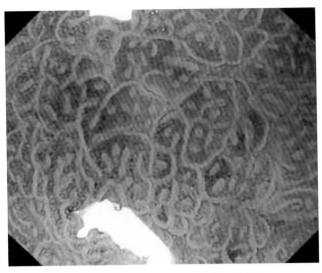

图 2-34 放大观察 HP 活动中的胃体黏膜

放大观察 HP 活动中的胃体黏膜可发现，SECN 明显扩张，CV 与隐窝开口（crypt opening，CO）变得不可见，隐窝边缘上皮（marginal crypt epithelium，MCE）呈弧形（卵圆形）外观（图 2-34）。

而排列规则的集合静脉（regular arrangement of collecting venules，RAC）、条索状发红（red streak）及胃底腺息肉形成（fundic gland polyposis）等被认为是提示 HP 阴性的特征性表现（图 2-35）。

三、肠上皮化生黏膜内镜下特征

活动性炎症逐渐消退后，黏膜变薄萎缩，有

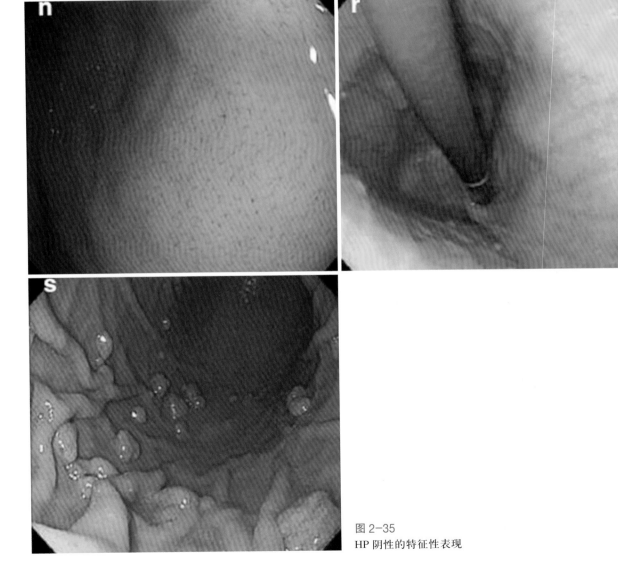

图 2-35
HP 阴性的特征性表现

时候可伴有肠上皮化生，分化型腺癌往往存在于萎缩肠化的背景中，熟悉肠化黏膜的内镜下特征对于提高早癌检出率有重要意义。

肠化与非肠化上皮的鉴别可以通过对亮蓝嵴（light blue crests，LBCs）的观察来完成。LBC 指位于上皮细胞表面脑回样结构嵴部纤细、淡蓝色的线样结构，LBC 仅能在放大窄带成像（narrow-band imaging，NBI）下观察到（图 2-36）。这种现象的成因推测是短波段的窄带光被肠化生细胞刷状缘上的微绒毛反射。LBC 少见于肿瘤性上皮，因此规则的 LBC 消失，是确定癌与非癌的边界的重要参考。

四、早癌的非放大内镜下表现

为了提高筛查中早期胃癌的检出率，就必须熟悉早期胃癌的大体表现。发现了可疑病灶，再使用 NBI、染色、放大内镜等精查手段对病灶进一步诊断。

（一）发红与发白

分化型腺癌仍然存在腺管结构，癌组织会出现在黏膜表层，且往往伴有血管增生，观察到色彩发红的情况偏多。发红的息肉样增生，表面观察到明显扩张的腺管，多考虑增生性息肉。未分化型腺癌因其不形成腺管结构，癌细胞在腺颈部生发中心出现，一般不伴有血管增生，故常发白。隆起型的发白病灶，也需考虑腺瘤或肠上皮化生的情况，可通过 M-NBI 或染色进行鉴别（图 2-37）。

未分化早癌典型表现为发白的Ⅱb 或者Ⅱc 病变，且Ⅱb 型提示局限于黏膜内可能较大，Ⅱc 型有黏膜下浸润可能（图 2-38）。

（二）隆起与凹陷

尽管早期胃癌往往只存在不明显的黏膜改变，仔细观察仍能观察到上皮的隆起或凹陷（图 2-39）。

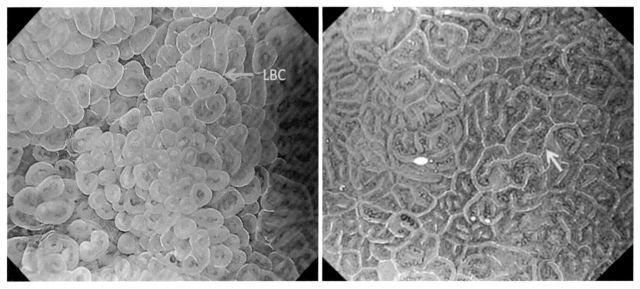

图 2-36　亮蓝嵴（LBC）示例

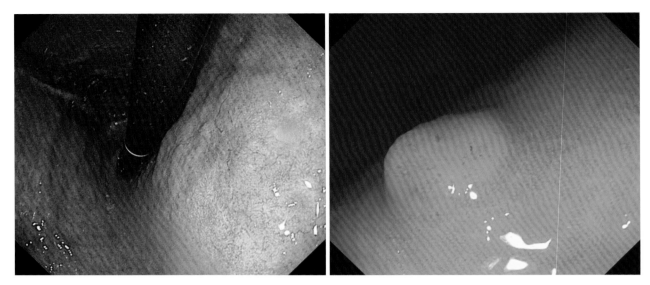

图 2-37　病灶发红与发白

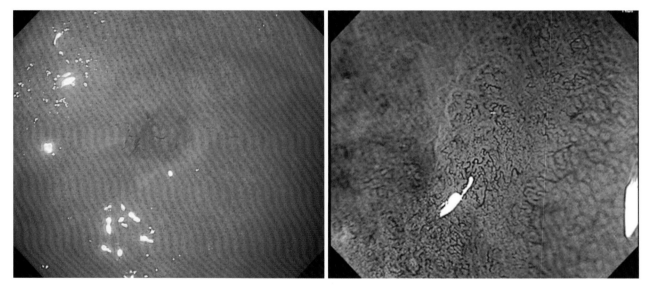

图 2-38　未分化早癌典型表现

（三）自发性出血与背景血管纹中断

肿瘤细胞失去正常生理功能，对于胃酸及外界刺激防御能力减弱，较正常黏膜而言，更容易出现自发性出血。肿瘤导致正常的表面构造消失，使原来可以透见的黏膜下层血管纹理变得不可见，利用这样的特性可以帮助检出病灶（图 2-40）。

（四）白球征（white globe appearance，WGA）

在最大放大倍率 M-NBI 放大观察早期胃癌时，有时会观察到肿瘤上皮的血管下方有小于 1 mm 的白色球体（图 2-41）。推测 WGA 可能是扩张腺管内的上皮组织坏死碎片沉积物（intraglandular necrotic

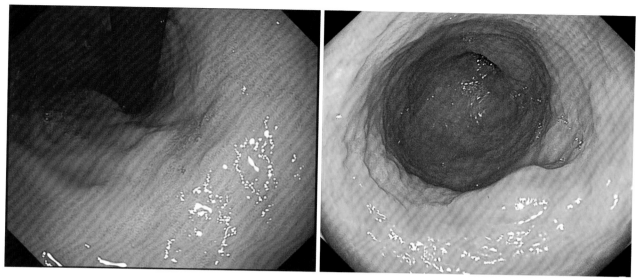

图 2-39 病灶隆起与凹陷

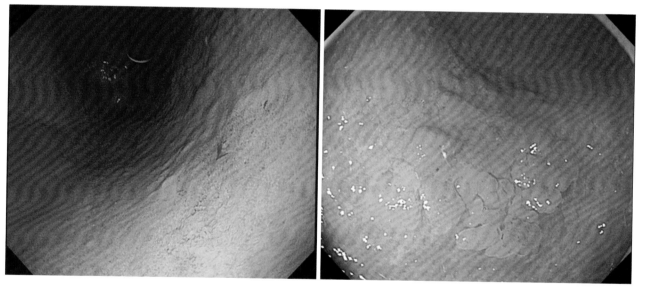

图 2-40 自发性出血与背景血管纹中断

debris，IND）。WGA 在低级别腺瘤（low grade andenoma，LGA）中很少能见到，因此 WGA 在鉴别早期胃癌及 LGA 中有相当高的特异性。

五、VS 分型

（一）VS 分型的定义

当存在不规则 MV 或者不规则 MS，且病变与周围黏膜存在明确分界线（demarcation line，DL）时，认为该病灶是癌（图 2-42）。

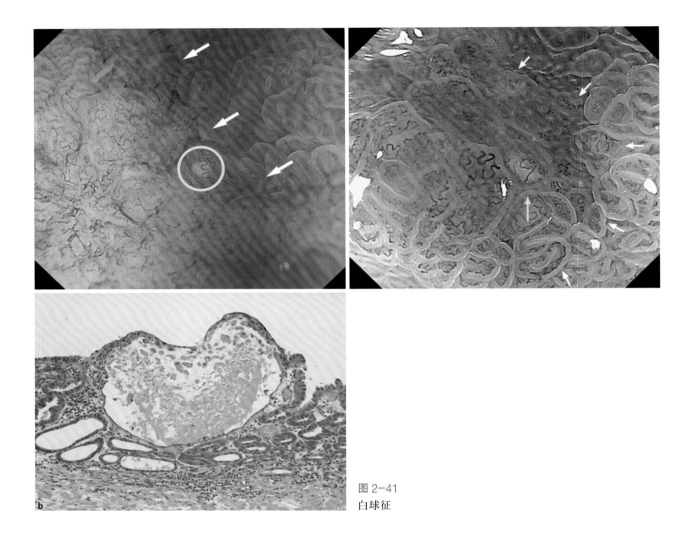

图 2-41
白球征

（二）不规则微血管特征

不规则微血管放大内镜下特征大致可以分为以下 4 种（图 2-43）：

（1）扩张（dilation）：病灶血管口径比正常血管增粗 1.5 倍。

（2）迂曲（tortuosity）：病灶血管扭曲或弯曲。

（3）直径不一（difference in caliber）：病灶血管口径突然减少至原来的一半或增粗至原来的 2 倍。

（4）形态多样（variation in shape）：病灶血管之间的形态和口径多样。

1）分化型癌病灶中，可见规则的 SECN 消失，被不规则血管（irregular microvessel pattern，IMVP）所取代，其形态、管径及分布不一，为特征性表现。故而形成清晰的 DL。

2）未分化型癌表现为规则 SECN 的减少和消失，癌细胞的组织学生长方式是增殖侵犯黏膜的中层，因此未分化型胃癌可能没有明显的 IMVP，也没有清晰的 DL。

（三）不规则微结构特征

放大 NBI 下可见的微结构包括隐窝边缘上皮（marginal crypt epithelium，MCE）隐窝开口（crypt

V（微血管）　　　　　　　　　　　　　　　　S（微表面）

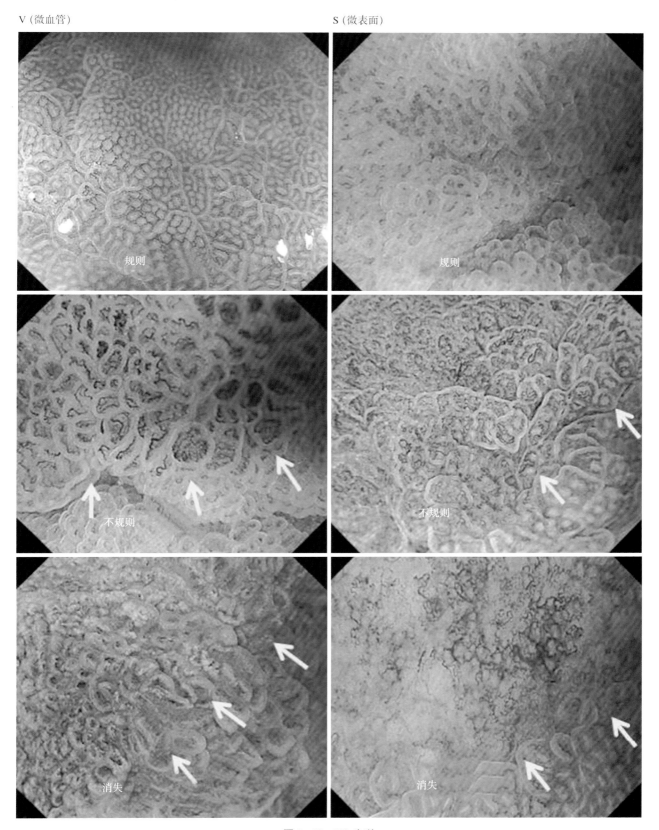

图 2-42　VS 分型

openings，COs），判断表面微结构是否规则需详细观察以上形态是否规则（图 2-44）。

　　白色不透明物质（white opaque substance，WOS）：八尾建史教授发现在放大观察病灶上皮下经常会存在一些白色不透光物质，从而影响 MV 和 MS 结构的观察，并把这类物质定义为 WOS，其形成可能是由于病灶上皮下脂肪滴沉积导致。对 WOS 形态的观察可以辅助腺癌与腺瘤的鉴别诊断（图 2-45）。

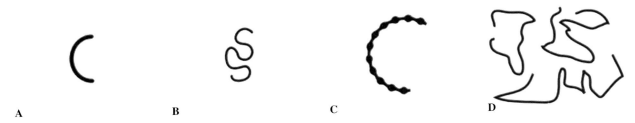

A　　　　　　　　B　　　　　　　　C　　　　　　　　D

图 2-43　不规则微血管特征。A. 扩张；B. 迂曲；C. 直径不一；D. 形态多样

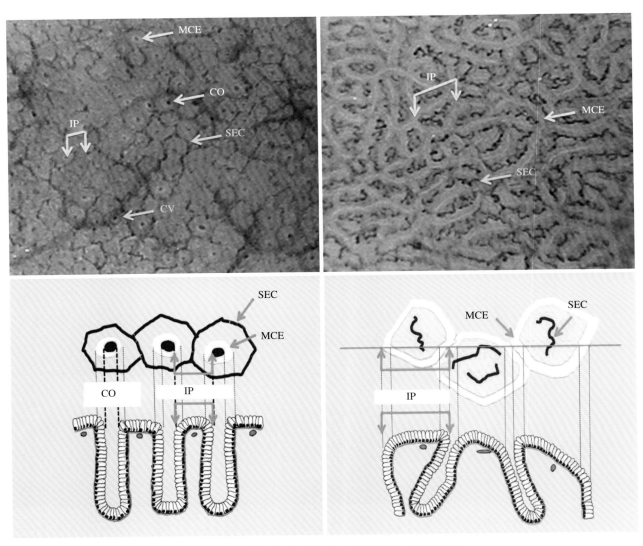

图 2-44　正常胃底腺（左）和幽门腺（右）微结构特征

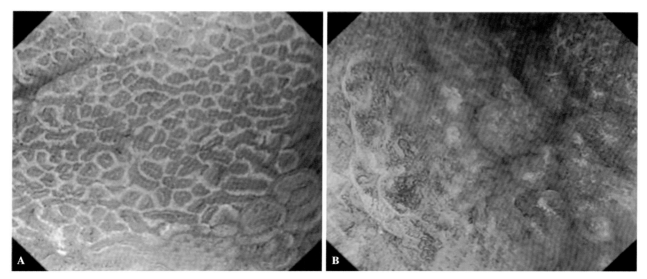

图 2-45 规则（A）及不规则（B）白色不透明物质（WOS）

规则 WOS（腺瘤）：粗大、致密；形状规则的斑点样，网格样或迷宫样结构，分布均匀。

不规则 WOS（腺癌）：纤细、稀疏；形状多样，分布不均匀。

六、放大观察的技巧

根据八尾建史教授推荐的方法，对于病灶行放大观察应该遵循以下原则：

（1）在弱放大条件下观察病灶周围背景黏膜规则的 SECN。

（2）在弱放大条件下，通过规则 SECN 的中断来确定病灶的 DL。

（3）提高放大倍数，观察 DL 内部是否存在不规则微血管（irregular microvascular pattern，IMVP），并确定病灶边界。

（4）如果病灶较小，则观察病变四周完整的 DL 和内部 IMVP，来最终勾勒病灶范围。

（5）如果病灶较大，则在病变每个部位重复步骤（1）～（3）。

由于胃癌异质性较强，且背景黏膜往往存在急性或慢性炎症，故其内镜下大体及放大表现多样。观察诊断时，需多与背景黏膜比对，判断 IMVP 及 DL 是否确实存在。在临床工作中勤加收集整理图像，并与病理科充分沟通，制作内镜 - 病理复原图，方能逐渐提高检出率与诊断准确率。

第四节
结直肠早癌的内镜诊断

结直肠病变（包括结直肠早癌）的性质及深度常可通过内镜观察得到精确诊断。常用的结直肠病变内镜下的诊断分型有：工藤分型（表 2-3）、NICE 分型、JNET 分型（表 2-4）等。

表 2-3　工藤分型

	临床分型		
	非肿瘤性	非浸润性	浸润性
工藤分型	Ⅰ · Ⅱ	ⅢL · ⅢS · Ⅳ · (part of Ⅵ)	Ⅵ · ⅤN
内镜下表现			
病理	正常 / 增生性	腺瘤 / 黏膜内癌 / 黏膜下浅层浸润癌	黏膜下深层浸润癌
治疗	随访	内镜下切除	外科治疗

注：黏膜下浅层（＜1 000 μm）；黏膜下深层（≥1 000 μm）。

表 2-4　JNET 分型

	1 型	2A 型	2B 型	3 型
血管形态	不可见[*1]	规则口径、分布（网状或螺旋结构）[*2]	口径不一、分布不均	疏血管区域有粗血管
表面形态	均匀黑点或白点，与周围黏膜相似	规则（管状、分支状、乳头状）	不规则或缺失	无结构区
可能病理结果	增生性息肉 / 锯齿状腺瘤	低级别瘤变	高级别瘤变，黏膜下浅层浸润[*3]	黏膜下深层浸润
内镜图像				

注：*1. 如果可见，口径与周围黏膜相近。

　　*2. 微血管常呈点状分布，在凹陷型病灶中，可能观察不到网状、螺旋状微血管。

　　*3. 少数病例可能为深部黏膜下浸润癌。

（一）诊断实例 1

JNET 1 型见图 2-46~ 图 2-48。

广基锯齿状腺瘤 / 息肉（sessile serrated adenoma/polyps，SSA/P），以前叫作大型增生性息肉，表面类似于增生性息肉，腺管开口多为Ⅱ型，NBI 下观察也没有血管。SSA/P 多生长在右半结肠。

（二）诊断实例 2

JNET 2A 型见图 2-49、图 2-50。

（三）诊断实例 3

JNET 2B 型见图 2-51、图 2-52。

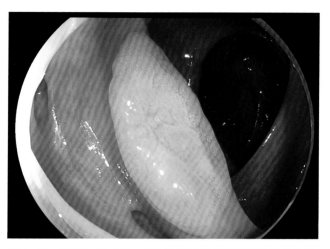

图 2-46　JNET 1 型示例。升结肠近回盲部见平坦隆起型病变，大小约 2.5 cm× 2.5 cm，表面光滑，略苍白，白光弱放大下见病灶表面光滑，见少量白斑，病灶周围有 2 个小憩室

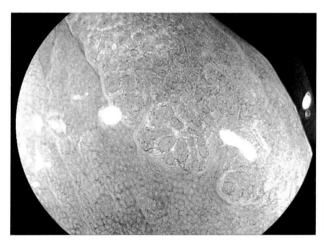

图 2-47　JNET 1 型示例。BLI 放大观察病变肛侧边缘，边界清晰，可见增生扩张的腺管开口，可见微血管环绕腺管开口分布，呈网状，口径一致，分布规律

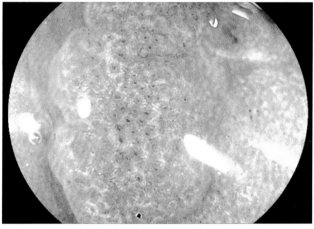

图 2-48　JNET 1 型示例。BLI 放大观察，可见扩张的腺管开口呈星芒状改变

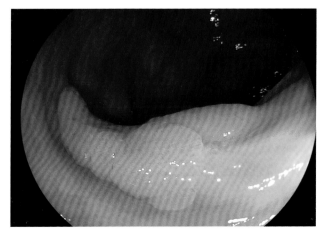

图 2-49
JNET 2A 型示例。白光图片：位于横结肠 2A 病变，大小约 2.5 cm×2.5 cm，平坦隆起型，侧向发育型肿瘤 LST-NG

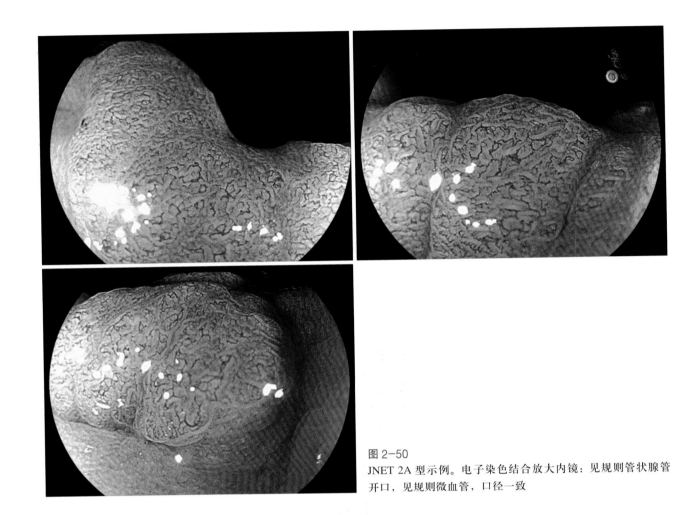

图 2-50
JNET 2A 型示例。电子染色结合放大内镜：见规则管状腺管开口，见规则微血管，口径一致

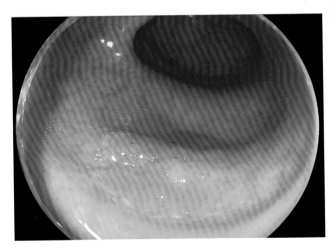

图 2-51
JNET 2B 型示例。横结肠中段见平坦隆起型病变，大小约 2.0 cm×2.0 cm，表面见轻度结节样隆起，病灶周围可见白斑

（四）诊断实例 4

JNET 3 型见图 2-53、图 2-54。

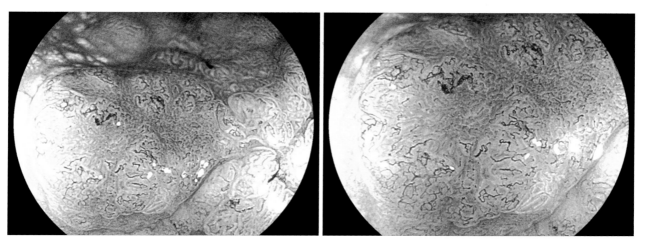

图 2-52 JNET 2B 型示例。放大观察，病灶腺管结构紊乱，未见明显结构缺失处。微血管走行迂曲，口径不一

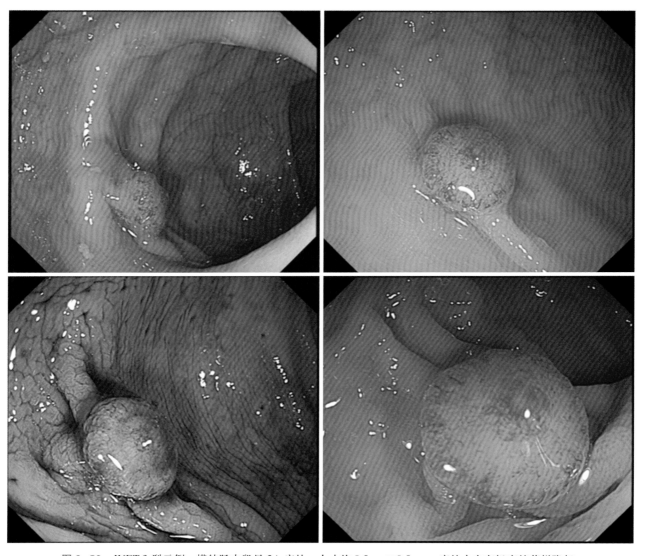

图 2-53 JNET 3 型示例。横结肠中段见 2A 病灶，大小约 0.5 cm×0.5 cm，病灶中央有轻度结节样隆起，
周围有相对轻度凹陷，吸气后病灶无明显形变，显得僵硬

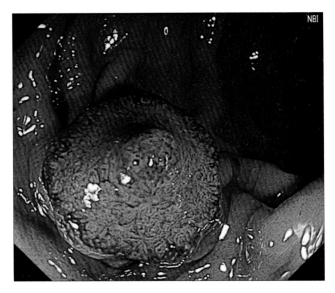

图2-54

JNET 3 型示例。NBI 放大见病变大部腺管结构紊乱，微血管走行迂曲，口径不一，为 JNET 2B 型；病灶中央隆起处腺管结构稀疏，为 JNET 3 型，提示病变有深部浸润的可能，外科手术切除病灶后，病理提示肿瘤浸润至黏膜下层深层

参考文献

［1］中华医学会消化内镜学分会，中国抗癌协会肿瘤内镜专业委员会 . 中国早期食管癌筛查及内镜诊治专家共识意见（2014 年，北京）[J]. 中华消化内镜杂志，2015, (4): 205-224.

［2］Arima M, Tada M, Arima H. Evaluation of microvascular patterns of superficial esophageal cancers by magnifying endoscopy[J]. Esophagus, 2005, 2(4): 191-197.

［3］Oyama T, Inoue H, Arima M, et al. Prediction of the invasion depth of superficial squamous cell carcinoma based on microvessel morphology: magnifying endoscopic classification of the Japan Esophageal Society[J]. Esophagus, 2017, 14(2): 1-8.

［4］Kawahara Y, Uedo N, Fujishiro M, et al. The usefulness of NBI magnification on diagnosis of superficial esophageal squamous cell carcinoma[J]. Dig Endosc, 2011, 23(s1): 79-82.

［5］Inoue H. Magnification endoscopy in the esophagus and stomach[J].Digestive Endoscopy, 2001, 13(s1): S40-S41.

［6］Yagi K, Nakamura A, Sekine A, et al. Endoscopic features of the normal gastric mucosa without Helicobacter pylori infection[J]. Gastroenterol Endosc, 2000, 42: 1977-1987.

［7］Yagi K, Nakamura A, Sekine A. Characteristic endoscopic and magnified endoscopic findings in the normal stomach without Helicobacter pylori infection[J]. J Gastroenterol Hepatol, 2002, 17.

［8］Yao K, Oishi T. Microgastroscopic findings of mucosal microvascular architecture as visualized by magnifying endoscopy[J]. Dig Endosc, 2001, 13(Suppl): S27-33.

［9］Kato T, Yagi N, Tomoari K, et al. Diagnosis of Helicobacter pylori infection in gastric mucosa by endoscopic features: A multicenter prospective study[J]. Dig Endosc, 2013, 25: 508-518.

[10]Yao K. The endoscopic diagnosis of early gastric cancer[J]. Ann Gastroenterol, 2013, 26, 11-22.

[11]Uedo N, Ishihara R, Iishi H, et al. A new method of diagnosing gastric intestinal metaplasia: narrow-band imaging with magnifying endoscopy[J]. Endoscopy, 2006, 38: 819-824.

[12]Sawada S, Fujisaki J, Yamamoto N, et al. Expansion of indications for endoscopic treatment of undifferentiated mucosal gastric cancer: analysis of intramucosal spread in resected specimens[J]. Dig Dis Sci, 2010, 55: 1376-1380.

[13]Doyama H, Yoshida N, Tsuyama S, et al. The "white globe appearance" (WGA): a novel marker for a correct diagnosis of early gastric cancer by magnifying endoscopy with narrow-band imaging (M-NBI) [J]. Endosc Int Open, 2015, 3(2): 120-124.

[14]Yao K, Iwashita A, Tanabe H, et al. White opaque substance within superficial elevated gastric neoplasia as visualized by magnification endoscopy with narrow-band imaging: a new optical sign for differentiating between adenoma and carcinoma[J]. Gastrointest Endosc, 2008, 68: 574-580.

[15]Yao K, Iwashita A, Nambu M, et al. Nature of white opaque substance in gastric epithelial neoplasia as visualized by magnifying endoscopy with narrow-band imaging[J]. Dig Endosc, 2012, 24: 419-25.

第三章
消化道早癌的内镜治疗

第一节
消化道早癌治疗简介

数十年前，消化道癌症的主要治疗手段无外乎外科传统开腹根治手术和腹腔镜根治手术，外科手术术后并发症相对较多，常见的有术后腹痛、胃肠功能紊乱，甚至出现吻合口狭窄、吻合口瘘。而随着内镜诊疗技术的发展，消化道早癌也可以在内镜下完成手术切除。

近年来随着内镜新技术的广泛应用和内镜医师诊断水平的提高，消化道早癌的诊断率得以提高，染色内镜、放大内镜、超声内镜技术的出现使得消化道早癌的诊断更加准确。目前临床上广泛开展的消化道早癌内镜治疗经典技术包括内镜黏膜切除术（endoscopic mucosal resection，EMR）和内镜黏膜下层剥离术（endoscopic submucosal dissection，ESD）。这两种技术应用于合适病变时，可以取得与外科手术相同的治疗效果，同时具有操作时间短、恢复快、住院时间短、医疗费用低、术后生活质量高等优点。已有大量临床研究表明，消化道早癌 ESD 相较于 EMR 具有更高的病变整块切除率及更精确的术后标本切缘评估的优势，故目前 ESD 已成为消化道早癌内镜治疗的主要方法。

根据医生经验，结合染色内镜、放大内镜、超声内镜等检查方法，确定肿瘤范围和浸润深度，评估 ESD 适应证，使用 ESD 切除肿瘤，可以达到同外科手术一样的治疗效果。此外，消化道巨大平坦息肉（≥ 2 cm 的息肉尤其是平坦息肉及侧向发育型肿瘤），也推荐 ESD 治疗，确保一次完整切除病变。

第二节
ESD 治疗常用器械及附件

一、高级消化内镜

普通的胃肠镜基本可以满足日常内镜下治疗的需要。但随着内镜技术的日益成熟，更多的高难度手术需要内镜医师完成，术中常常会遇到大量出血、穿孔等并发症，一些公司开始生产具备附送水的内镜（GIF-Q260J 和 GIF-1TQ160，Olympus）、具有大钳道的内镜以及双钳道的内镜（GIF-2TQ260M，Olympus），从而为某些特殊治疗或及时处理术中并发症提供了便利。

GIF-Q260J 电子胃镜带有附送水功能，能够有效地冲洗黏膜表面的黏液，有利于微小病变的发现，避免漏诊。在发生出血时，附送水功能能够及时发现出血点，从而进行迅速止血。GIF-Q260J 拥有 3.2 mm 的大钳道，内镜诊断和治疗中插入附件的同时，能进行有效吸引。

二、高频切开刀

1. IT 刀（图 3-1）· IT 刀代表"带绝缘头的高频切开刀"，为最早、最常使用的切开刀。最新推出的 IT 刀 2（KD-611L，Olympus）是在 IT 刀的基础上做适当改进，绝缘陶瓷底部设计有类似于 triangle 刀的三角形金属片，可轻松实施横向切开。在大幅度提高切开和剥离性能的同时，绝缘刀头可避免进入黏膜过深，减轻对深层组织不必要的切开，降低穿孔危险性。

2. Hook 刀（图 3-2）· Hook 刀（KD-620LR/KD-620QR/KD-620UR，Olympus）前端为 L 形先端。主要特点为：①先端采用 L 形设计，勾住组织纤维后实施剥离。由于勾住组织后向上挑起，不会侵入更深的组织，避免穿孔；②具有旋转功能，通过旋转滑动把手，可以将 L 形先端调整至所需方向；③与透明帽配合使用，不仅能保持清晰的内镜视野，还能尽量减轻对深层组织的不必要切开。

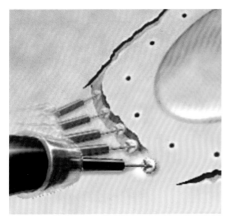
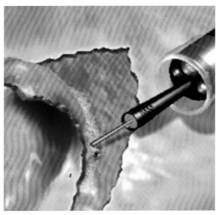
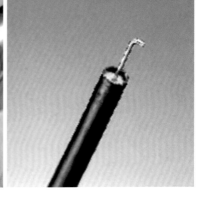

图 3-1 IT 刀示意图　　　　　　　　　图 3-2 Hook 刀示意图

3. Dual 刀（图 3-3）· 刀丝可伸缩，并可在伸出和拉回状态下固定，实现稳固的切开。Dual 刀（KD-650L，Olympus）主要特点为：①刀丝可伸出和收回，且两个状态下刀丝长度固定，避免侵入组织过深；② 0.3 mm 圆形刀头先端的形状类似门把手，增加了接触面积，便于实施标记、止血等操作；③鞘管先端为绝缘的陶瓷设计，即使切开时鞘管与黏膜接触，也可安心操作。

4. Flush 刀（图 3-4）· 射水系统可保持刀头的锋利、视野的清晰以及对出血点的清理。主要特点为：①涵盖标记、切开、剥离、止血、射水、术中补充注水等所有功能，术中无需更换附件；②独特的刀头设计增强了安全性和诊疗能力；③多种不同的刀头长度，根据不同的治疗部位，选择合适长度的刀头，提高手术的安全性和效率；④球形刀头设计增大接触面，提供更优越的凝血效果；⑤球形刀头设计使得剥离过程更加快速、稳定和安全。

三、治疗用附件

1. 先端帽（图 3-5）· 先端帽是置于内镜镜头前端的帽状装置，对于某些病变的观察以及内镜治疗的操作具有优势。在 ESD 治疗中，用透明先端帽（D-201 系列，Olympus）顶起已切开的黏膜显露黏

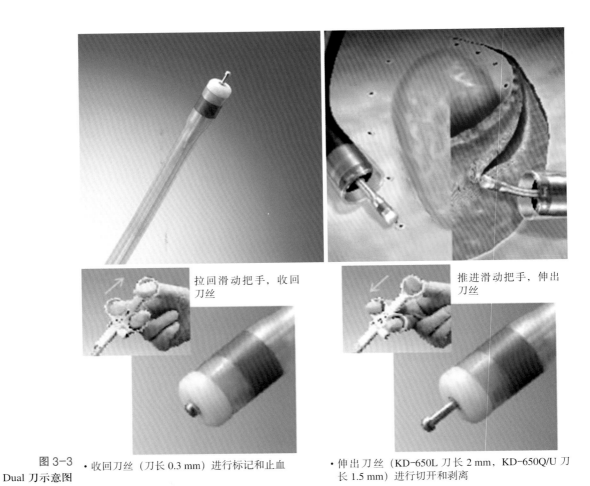

拉回滑动把手，收回刀丝

推进滑动把手，伸出刀丝

图 3-3
Dual 刀示意图

· 收回刀丝（刀长 0.3 mm）进行标记和止血

· 伸出刀丝（KD-650L 刀长 2 mm，KD-650Q/U 刀长 1.5 mm）进行切开和剥离

图 3-4
Flush 刀示意图

膜下层，能够更加顺利地进入黏膜下层，获得更佳的手术视野，便于进一步 ESD 剥离。透明帽有侧孔，有利于多余液体的流出，保持良好的手术视野。

2. 注射针（图 3-6）· 注射针（NM-401L/NM-400L/NM-400U/NM-400Y，Olympus）是一种头部可伸缩的套管针，主要用于黏膜下注射。通过改变针头伸出套管的长度可以改变注射的深度。另外，由于上下消化道管腔的厚度及黏膜面的质地不同，可以选择不同斜面的针头。一般上消化道的注射针更长、斜面更尖；下消化道的注射针较短、斜面较钝，这样比较不容易刺破肌层。

3. 金属夹（图 3-7）· 金属夹（HX-201LR/QR/UR，Olympus）在内镜诊疗过程中主要用于止血、牵引、结扎组织以及标记。息肉切除或 ESD 术后的创面可用金属夹夹闭，促进创面的愈合。Boston 公司推出的止血夹 Resolution 张口直径宽至 11 mm，能够有效抓取更多的组织，止血效果更加高效、持久和确切。可使一些较大的创面、穿孔的创面以及全层切除的创面得以夹闭，起到类似于外科缝合的效果，可用于修补直径＜ 3 cm 的黏膜和黏膜下缺损，闭合胃肠壁直径＜ 2 cm 的穿孔。

4. 高频治疗钳（图 3-8）· 我院使用的高频治疗钳为 Coagrasper（FD-410LR/411QR/411UR/412LR，Olympus），是一款带有旋转功能的止血钳，钳杯具有防滑功能，能够精确地抓住止血点，实施快速高效的止血。钳杯中央的凹槽设计使电流集中在钳杯的外延部，实施有效止血。FD-410 杯口开幅 5 mm，

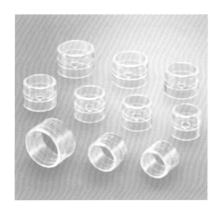
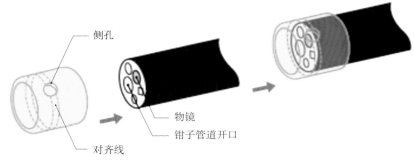

图 3-5　先端帽示意图

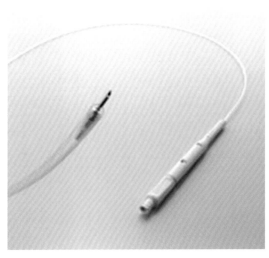

图 3-6　注射针示意图

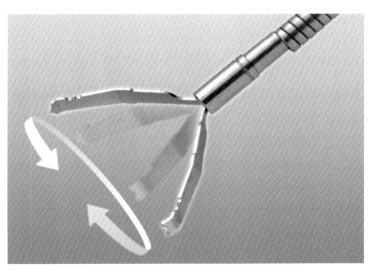

图 3-7　金属夹示意图

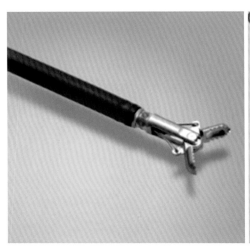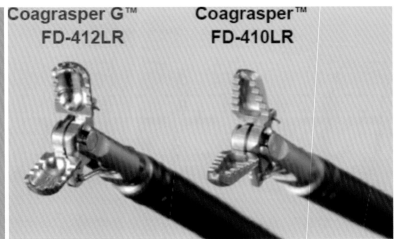

图 3-8　高频治疗钳示意图

适用于胃 ESD 的止血，因为胃壁较厚，且血管较粗，需要大口径的 Coagrasper 止血。FD-411 杯口开幅 4 mm，适用于食管及结直肠的 ESD，这样不容易损伤肌层，然而，由于杯口开幅小，且钳瓣较 FD-410 短小，有时候较难钳取到足够的组织进行止血，因此，笔者所在复旦大学附属华东医院在做食管和结直肠 ESD 时，也使用 FD-410 的 Coagrasper 进行止血，能大大提高止血效率。

Olympus 公司最新型的一款 Coagrasper 是 Coagrasper G（FD-412），杯口开幅达到 6.5 mm，进一步提升了抓取及定位性能，进一步提高了止血效率，减少了同一部位反复多次止血的尴尬。

四、冲洗和供气设备

1. 内镜送水泵（OFP-2，Olympus）（图 3-9）· 及时注水冲洗可保证 ESD 术中视野的清晰，尤其是术中出血的止血治疗。ESD 术中出血时，先用内镜的副送水功能冲洗，保持视野清晰，找到准确的止血点，用 Coagrasper 进行钳夹，钳夹以后再次冲洗，若仍有血液渗出，说明没有钳夹到出血点或者没有完全夹闭，这时微微松开 Coagrasper，细微调整位置，重复上述步骤，直到 Coagrasper 钳夹后冲洗不再有新鲜血液渗出为止，表明已经完全夹闭了出血血管，此时用 Soft coagulation 5-100 模式进行止血，止血后缓慢松开 Coagrasper，冲洗，确认止血效果。

2. 二氧化碳供气设备（UCR，Olympus）（图 3-10）· 人体组织可以快速吸收二氧化碳，二氧化碳弥散速度为空气的 80 倍。因此在 ESD 术中使用二氧化碳送气装置进行充气，可明显减少腹部膨胀引起的疼痛感，减少麻醉药物的使用，即使发生穿孔并发症，由于二氧化碳弥散速度非常快，因此腹膜炎症状和体征会减轻很多，患者不会有明显的腹胀、烦躁等情况，给及时内镜下关闭穿孔提供了条件。

五、黏膜下注射液

临床上对于黏膜下注射液的选择颇具争议，黏膜下注射液的选择关系到内镜手术过程能否顺利进行。黏膜下注射可以将病灶抬起与肌层分离，有利于完整地切除病灶，而不损伤固有肌层，减少穿孔和出血等并发症的发生。行黏膜下注射可以暴露和保持切割点，还可以观察病灶的抬举征，无抬举征

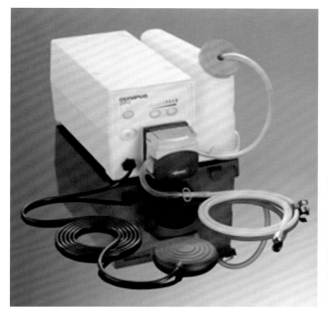

图 3-9 内镜送水泵示意图

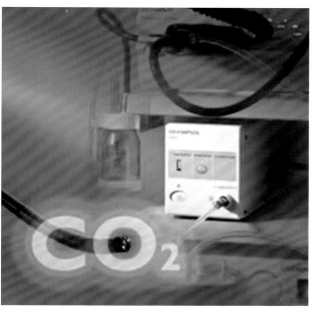

图 3-10 二氧化碳供气设备示意图

或抬举不良的病变不适合行 ESD 治疗。内镜医师根据治疗需要常选用隆起保持时间长、止血效果好、组织损伤小的黏膜下注射液。

一般情况下，EMR 通常使用生理盐水或者高渗盐水，ESD 时通常使用透明质酸钠溶液。

生理盐水是最早应用于黏膜下注射的液体，因取材方便、价格便宜。但是生理盐水在黏膜下保存时间短，术中几分钟就会弥散，难以长时间维持病灶隆起的高度，需多次进行黏膜下补充注射，术中并发症发生率高。

甘油果糖与生理盐水相比，黏膜下层水垫维持时间明显延长，且价格也便宜，是良好的黏膜下层注射液，但是缺点是使用高频电进行黏膜下层剥离时，会有较多的烟雾，影响视野，增加手术难度，延长手术时间。

透明质酸钠是来源于结缔组织的一种黏多糖，具有较高的黏稠性，临床上多用于关节内注射，无毒、无抗原性反应。局部注射后能长时间维持黏膜下层隆起，具有更安全的厚度（> 10 mm），且隆起时间远优于高渗溶液。唯一缺点是费用较高。

六、高频电设备

目前复旦大学附属华东医院临床内镜治疗最常用的高频电设备是德国 ERBE 公司的 VIO300D（图 3-11）。VIO300D 拥有多种不同的电凝电切模式，包括 Forced coagulation、Soft coagulation、Swift coagulation、Endocut Q、Endocut I 等，以适应不同的内镜治疗需要。ESD 常规参数设置见表 3-1。

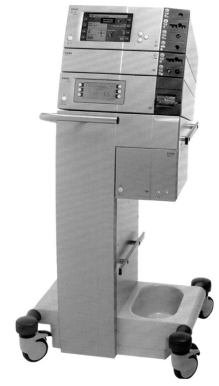

图 3-11 德国 ERBE 公司 VIO300D 示意图

表 3-1　ESD 常规参数设置

器材	黏膜切开	黏膜下层剥离	血管处理
IT2	Endocut I 效果 2 切割宽度 3 切割时间间隔 3	Swift Coag 效果 2，50W	/
Dual 刀	Endocut I 效果 2 切割宽度 3 切割时间间隔 3	Forced Coag 效果 2，50W	Forced Coag 效果 1，7W
Flush 刀	Endocut I 效果 2 切割宽度 3 切割时间间隔 3	Forced Coag 效果 2，50W	Forced Coag 效果 1，10W
Coagrasper	/	/	Soft Coag 效果 5，100W

第三节
食管早癌 ESD 治疗经验及技巧

一、适应证及禁忌证

1. 适应证 · 食管 M1 期癌、M2 期癌淋巴结转移率在 5% 以下、M3 期癌淋巴结转移率约 10%、SM1 期癌淋巴结转移率约 20%。因此，推荐 M1 期癌和 M2 期癌为内镜下治疗的绝对适应证；累及食管 3/4 周以上的上述病变以及 M3 期癌为内镜下治疗的扩大适应证，此类患者可行诊断性 ESD，根据 ESD 术后病理结果评估淋巴结转移风险，若淋巴结转移风险较大应追加放疗甚至食管癌根治术。食管病变范围在 3/4 周以上者，在 ESD 治疗后多会发生食管狭窄，为预防术后狭窄应尽可能多地保留正常黏膜，或者术后应用糖皮质激素预防狭窄。对于食管 SM2 及 SM3 期癌，因淋巴结转移率可高达 30%~56%，故不推荐内镜下治疗。食管早癌治疗流程见图 3-12。

2. 禁忌证 · ①患者不同意；②患者不能配合；③有严重出血倾向；④严重心肺功能异常不能耐受内镜治疗者；⑤生命体征不平稳者；⑥有食管静脉曲张或静脉瘤，无有效的出血预防对策者；⑦病变位于食管憩室内或波及憩室者；⑧术前评估有淋巴结转移的 M3 及 SM 期癌；⑨低分化癌及未分化癌。

二、治疗基本流程

对于符合绝对适应证的病变推荐用 ESD 方法进行切除；扩大适应证的病变，在和患者以及家属充分沟通并取得他们理解后也可以进行 ESD 方法切除，并根据 ESD 术后病理采取相应的追加治疗方案。

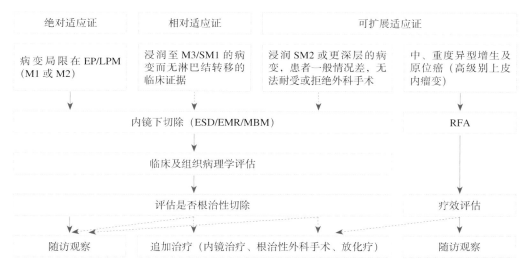

绝对适应证	相对适应证	可扩展适应证	
病变局限在 EP/LPM（M1 或 M2）	浸润至 M3/SM1 的病变而无淋巴结转移的临床证据	浸润 SM2 或更深层的病变，患者一般情况差，无法耐受或拒绝外科手术	中、重度异型增生及原位癌（高级别上皮内瘤变）
↓	↓	↓	↓
	内镜下切除（ESD/EMR/MBM）		RFA
	↓		
	临床及组织病理学评估		
	↓		
	评估是否根治性切除		疗效评估
↓	↓	↓	↓
随访观察	追加治疗（内镜治疗、根治性外科手术、放化疗）		随访观察

图 3-12　食管早癌治疗流程。ESD：内镜黏膜下层剥离术；EMR：内镜黏膜切除术；MBM：多环套扎黏膜切除术；RFA：射频消融术；虚线箭头代表应权衡风险酌情选择

ESD 治疗基本流程：标记、黏膜下层注射、黏膜层切开、黏膜下层剥离、创面处理。

1. 标记·治疗前在病变局部喷洒碘溶液，观察病变颜色改变，并根据显示的病变范围进行标记，或者在 NBI 放大内镜下根据 IPCL 形态，判断病变分界线，然后进行标记。前者方法简单、迅速，即使没有放大内镜也能迅速进行标记，但是缺点在于喷洒碘溶液以后会导致食管壁痉挛，使得胃镜的操作有一定的阻力，给后续的 ESD 操作带来一定程度的妨碍，而且如果在之前近期的精查诊断中已经喷洒过碘溶液，则会引起病变处有上皮剥脱、再生，非肿瘤鳞状上皮细胞覆盖了原先的病灶，有导致病变看似缩小的情况，因此若要进行 ESD 治疗时采取此种方法标记，不推荐在 1 个月之内的精查时进行碘染色；后者方法虽然繁琐，但是不会有食管痉挛，不会有喷洒碘溶液后食管黏膜的榻榻米征，也不会影响后续的 ESD 操作。标记时用针型切开刀在距离病灶外缘 3~5 mm 处电凝标记，每个标记点之间的距离间隔为 2~3 mm（图 3-13、图 3-14）。

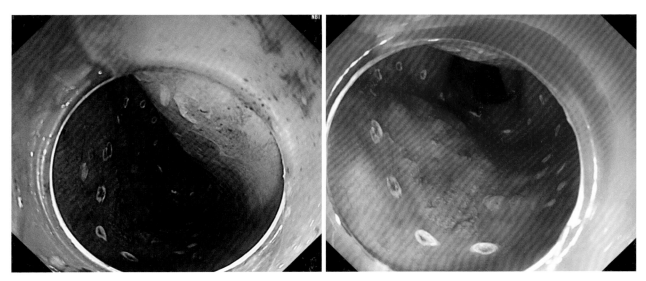

图 3-13　NBI 确定边界并标记

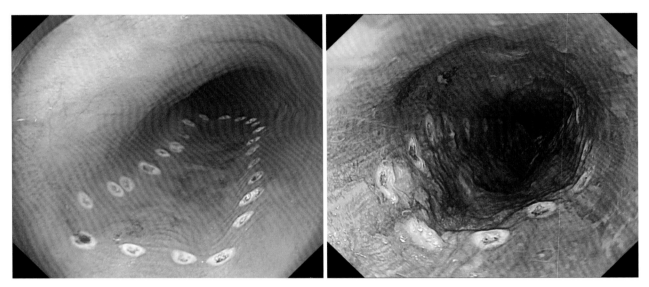

图 3-14　碘染色确定边界并标记

2. 黏膜下层注射·使用透明质酸钠溶液在标记点外侧进行黏膜下层注射，透明质酸钠溶液黏膜下层注射维持时间长，不会迅速弥散导致反复重复注射，而甘油果糖溶液在进行黏膜下层剥离时会产生烟雾，影响视野，因此并非首选。注射时在前一次注射形成的黏膜隆起边缘进行第二次注射，如此反复，这样可以形成一个连续的水垫，而不会形成若干个不连续的水垫，中间有未能充分抬起的黏膜。

若病灶范围较小，可以一次性全周注射完毕，然后进行剥离，若病灶范围较大，可以先进行一部分区域的注射，进行切开剥离，再进行其余部分的注射和剥离，如此反复进行，完成剥离手术（图3-15）。

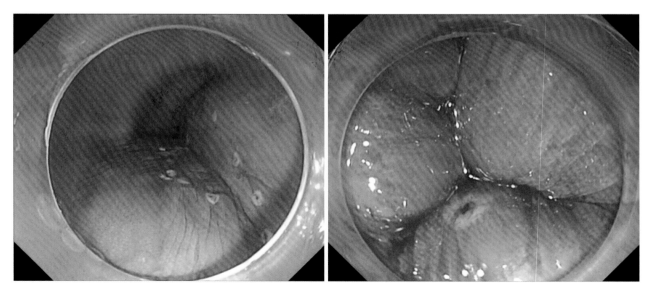

图 3-15　黏膜下层注射

食管由于管腔较小，所以经常会碰到注射完成后整个管腔被隆起的黏膜占据，影响视野。

3. 黏膜层切开 · 黏膜切开时，常规方法是将病灶置于视野 6 点钟位置，判断重力方向和积水区域，从病灶口侧开始，在标记点外侧 3~5 mm 处在重力最低处进行 C 形切开至病灶肛侧，然后再做另一侧的黏膜切开与剥离，以防止 ESD 术中此处积水和已剥离部分的病灶由于重力作用向此处塌陷而影响操作。黏膜切开时只需要浅切开，切开黏膜肌层即可，因为切开深度过深，容易切开看不见的血管导致出血，但是初学者容易产生的问题是担心切开时穿孔，总是将刀头往上提，最终导致只切开黏膜表层，连黏膜肌层也没有切开，使得需要反复在同一处进行重复操作。在黏膜切开以后再用电凝进行切缘处的加深，直到接近肌层并同时对横向的交通支血管进行预处理和切断（图 3-16）。

4. 黏膜下层剥离 · 在进行黏膜下层剥离前，应再进行一次补充注射，或者使用带有注水功能的切

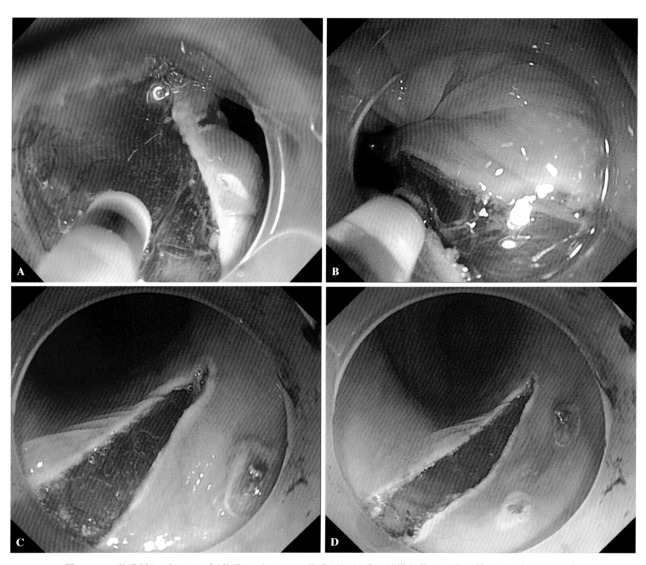

图 3-16　黏膜层切开。A. 口侧黏膜切开；B、C. 黏膜层切开后可见横行的交通支血管；D. 口侧切开以后，先进行左侧半边的黏膜切开

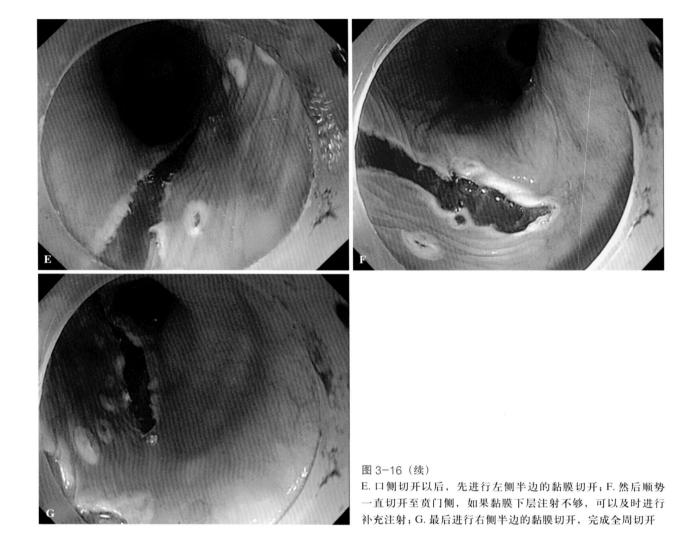

图 3-16（续）

E. 口侧切开以后，先进行左侧半边的黏膜切开；F. 然后顺势一直切开至贲门侧，如果黏膜下层注射不够，可以及时进行补充注射；G. 最后进行右侧半边的黏膜切开，完成全周切开

开刀进行补充注射。剥离时应尽量靠近食管肌层，但注意不要损伤到肌层，这样有两个好处：①如果病灶有黏膜下层浸润可能时，紧贴肌层，能避免剥离深度过浅导致的垂直切缘阳性；②消化道管壁血管都是从肌层穿出，然后在黏膜下层逐级分支形成越来越细小的血管，因此若剥离深度靠近病灶，则需要反复处理大量的细小的分支血管，使得手术变得繁琐，若剥离深度靠近肌层，则只需要处理一些粗大的穿支血管即可。同时，进行黏膜下剥离时注意血管的处理，食管黏膜下层一般没有很粗大的血管，所以对于较细小的血管可以适当延长电凝时间来进行止血即可。若遇到较粗的血管可以使用 F1-10 模式先进行电凝，阻断血流，然后再用 F 2-50 模式切断血管，若血管非常粗，则可以使用电凝止血钳用 S 5-100 模式进行处理（图 3-17）。

　　5. 创面处理·由于食管肌层较薄，且黏膜下层很少有粗大血管，术后出血的风险相对胃和结直肠来说比较低，因此，对于创面血管残端的处理并不需要太刻意，即使有细小的裸露静脉，也无需电凝处理，只需要将一些较粗大的血管残端进行电凝止血即可（图 3-18）。

　　6. 术后标本处理·术后标本需要白光、NBI 及碘染色确定病灶大小及水平切缘（图 3-19）。

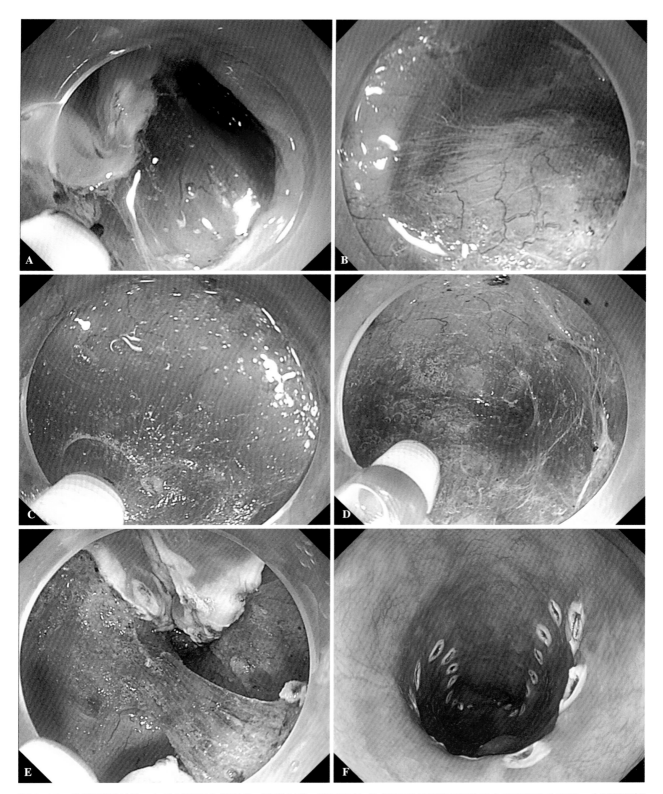

图 3-17　黏膜下层剥离。A. 控制好刀头的距离，避开血管，进行剥离；B. 即使不在黏膜下层注射含有靛胭脂的溶液，也同样能够分清病灶、黏膜下层和固有肌层，而且，由于黏膜下层没有蓝色干扰，对血管的判断更清晰；C、D. 必要时将肌层放在 12 点位置，将病灶置于 6 点位置，会更有利于剥离，但此时一定要把握好刀头的长度，因为这个位置刀头将直接指向肌层，稍有不慎则会立刻损伤肌层，甚至导致穿孔；E. 必要时用透明帽辅助将病灶提起，暴露更多的黏膜下层组织；F. 对于长节段的病灶，隧道法是很好的一个选择，避免了在剥离了口侧一部分病灶以后，由于将整个病灶向贲门侧推移，导致病灶堆积在一处，增加了剥离的难度

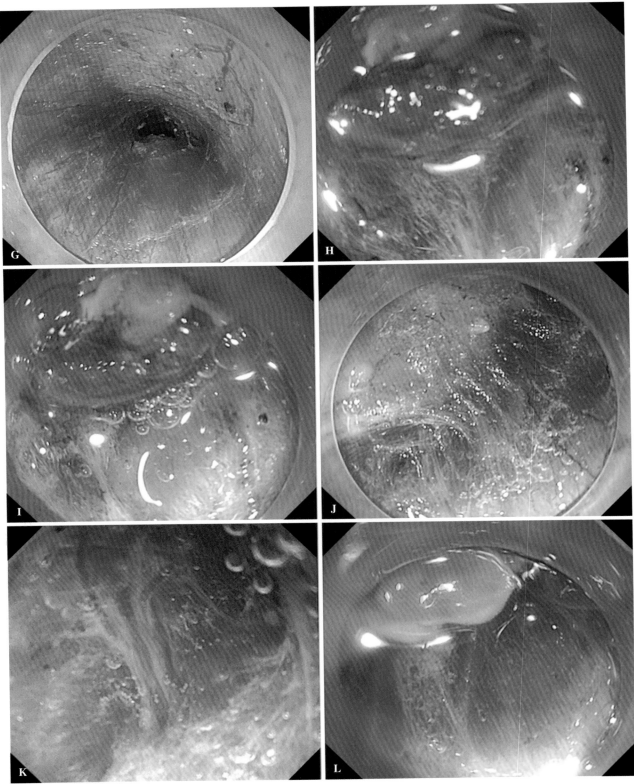

图 3-17（续） G. 对于长节段的病灶，隧道法是很好的一个选择，避免了在剥离了口侧一部分病灶以后，由于将整个病灶向贲门侧推移，导致病灶堆积在一处，增加了剥离的难度；H~L. 较细小的血管可以延长电凝时间止血，较粗的血管可以用 F1-10 模式电凝，再用 F2-50 模式切断血管，或者直接使用 Coagrasper 用 S5-100 模式进行处理

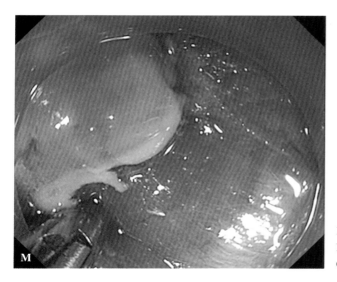

图 3-17（续）
M. 较细小的血管可以延长电凝时间止血，较粗的血管可以用 F1-10 模式电凝，再用 F2-50 模式切断血管，或者直接使用 Coagrasper 用 S5-100 模式进行处理

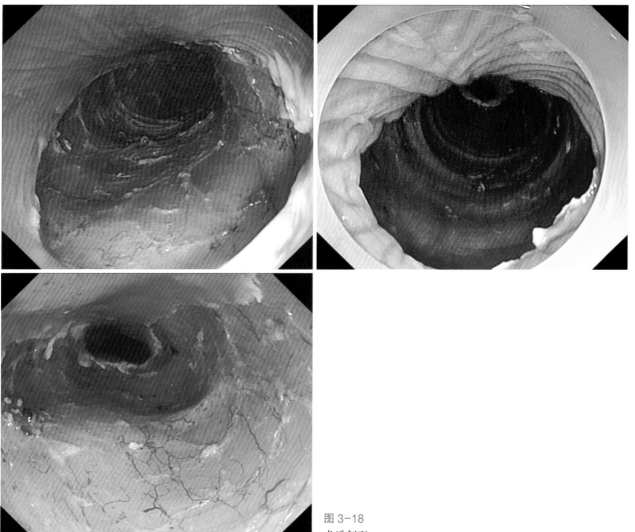

图 3-18
术后创面

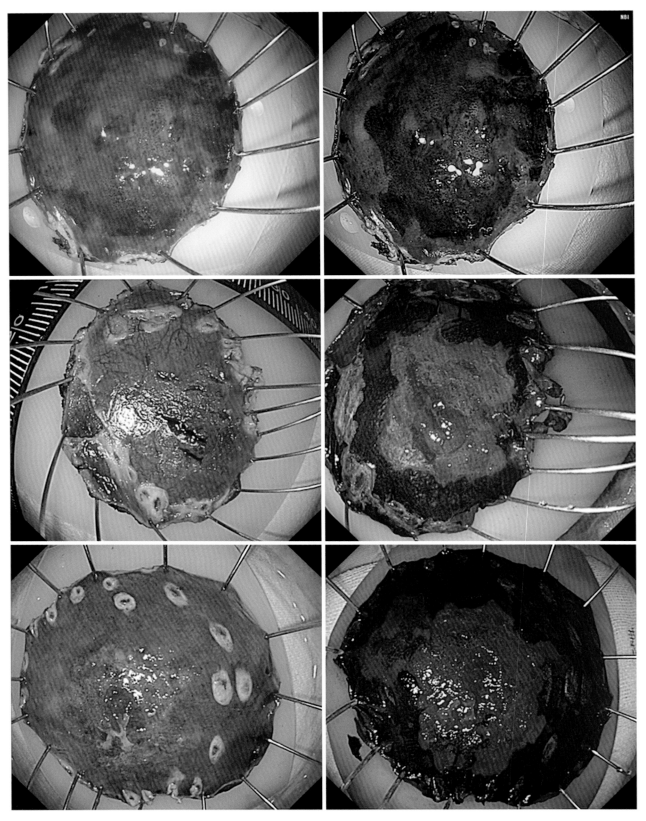

图 3-19　术后标本处理

第四节
胃早癌 ESD 治疗经验及技巧

一、适应证

1. 绝对适应证

（1）病灶最大径 ≤ 2 cm，无合并溃疡的分化型黏膜内癌。

（2）胃黏膜高级别上皮内瘤变（high grade intraepithelial neoplasia，HGIN）。

2. 相对适应证

（1）病灶最大径 > 2 cm，无溃疡的分化型黏膜内癌。

（2）病灶最大径 ≤ 3 cm，有溃疡的分化型黏膜内癌。

（3）病灶最大径 ≤ 3 cm，无溃疡的分化型黏膜下浅层癌（黏膜下层浸润深度不超过 500 μm）。

（4）病灶最大径 ≤ 2 cm，无溃疡的未分化型黏膜内癌。

除以上条件外的胃癌，伴有一般情况差、外科手术禁忌证或拒绝外科手术者可视为 ESD 的相对适应证。

在进行了全国范围的多中心、大样本的有关 ESD 术后长期生存率的临床研究后，日本胃癌学会（Japanese Gastric Cancer Association，JGCA）在其第 90 届年会中，将原来相对适应证中的第 1、2 条调整为绝对适应证。关于相对适应证中第 4 条未分化癌的 ESD 术后长期生存率的临床研究仍在进行中。

二、禁忌证

（1）明确淋巴结转移的早期胃癌。

（2）癌症侵犯固有肌层。

（3）患者存在凝血功能障碍。

相对禁忌证：抬举征阴性，即指在病灶基底部的黏膜下层注射 0.9%NaCl 溶液后局部不能形成隆起，提示病灶基底部的黏膜下层与固有肌层之间已有粘连。此时行 ESD 治疗，发生穿孔的危险性较高，但是随着 ESD 操作技术的熟练，即使抬举征阴性也可以安全地进行 ESD。

三、治疗实例

见图 3-20~图 3-26。

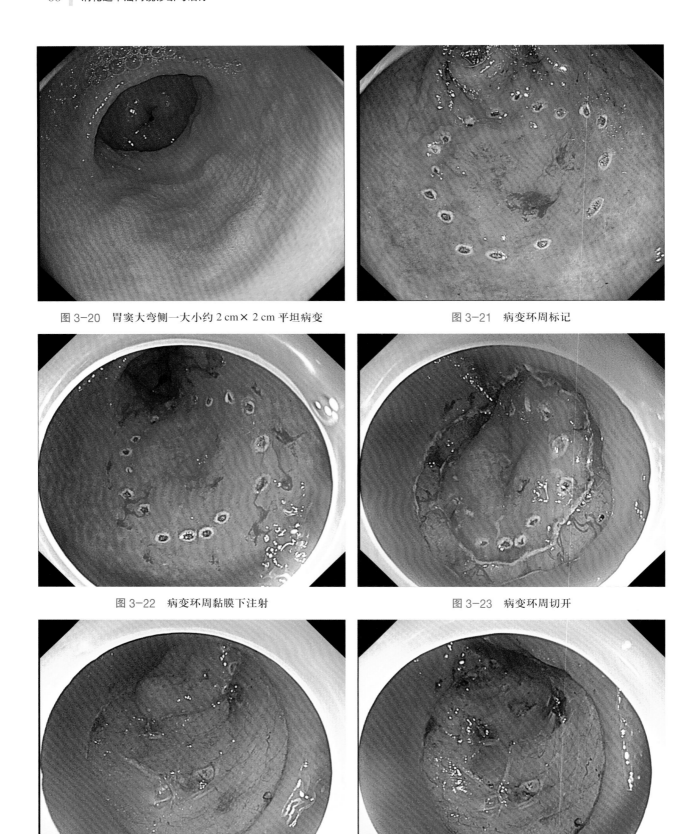

图 3-20　胃窦大弯侧一大小约 2 cm× 2 cm 平坦病变　　　　图 3-21　病变环周标记

图 3-22　病变环周黏膜下注射　　　　图 3-23　病变环周切开

图 3-24　病变黏膜下剥离　　　　图 3-25　病变剥离后创面

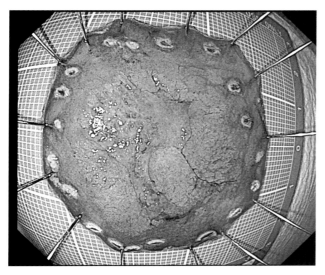

图 3-26
ESD 治疗后标本

四、治疗经验与技巧

（一）胃 ESD 术的过程

标记—黏膜下注射—预切开—环周切开—深层切开—剥离。

（二）各个步骤的要点与技巧

1. 标记
- 标记距离肿瘤边界约 5 mm。
- 标记之间保持 5~10 mm 间距。
- 使用针状刀（如 Dual 刀）。
- 不要推得太深，轻轻接触即可。

2. 黏膜下注射
- 使用生理盐水或者透明质酸钠与甘油果糖的混合溶液（根据术者习惯）。
- 每个注射点注射 0.5~1 ml。
- 标记点外侧 5 mm 进行注射。
- 预切开处的注射要充分。

3. 预切开（图 3-27）
- 器械与黏膜面呈 45°角。
- 深度应确保切开黏膜肌层。
- 根据实际情况，可以选择多个预切开点。
- 切开后通过注水，确认是否到达黏膜下层。

4. 环周切开（图 3-28）
- 切开黏膜时保持黏膜张力，必要时可补充注射。
- 可将透明帽与黏膜轻轻接触，提高内镜稳定性。

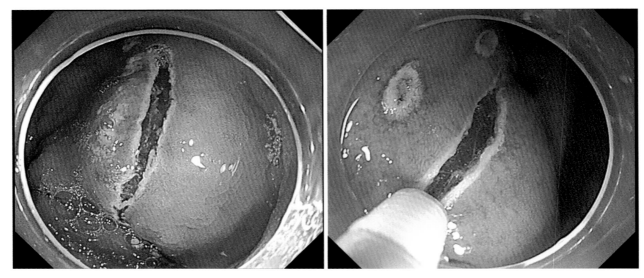

图 3-27 预切开

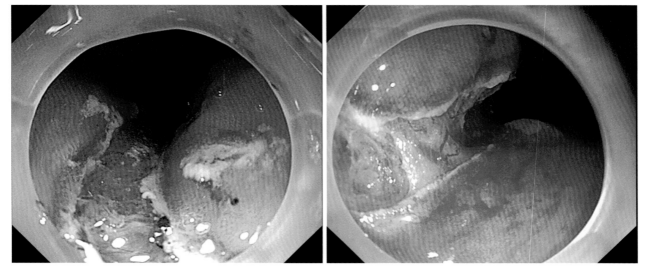

图 3-28 环周切开

➢ 仅仅切开黏膜肌层，切开过深，可能损伤深部血管，造成较难控制的出血。

5. 深部切开（图 3-29）

➢ 深部切开的目的是让内镜进入黏膜下层。

➢ 主动预处理横向交通支血管后，予以切断。

➢ 能观察到固有肌层，提示深度合适。

6. 剥离 （图 3-30）

➢ 剥离要连续，黏膜下层的剥离要延续至黏膜下层的边缘。

➢ 积极寻找粗大的穿透支血管，充分游离及预处理后切断之，可避免大出血。

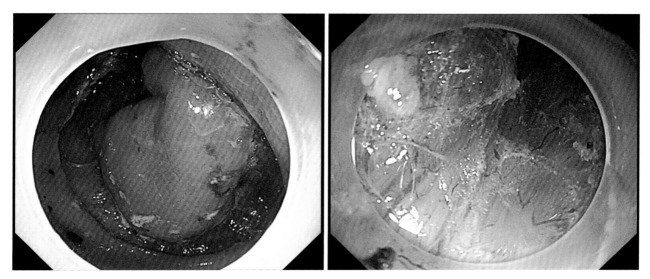

图 3-29 深部切开

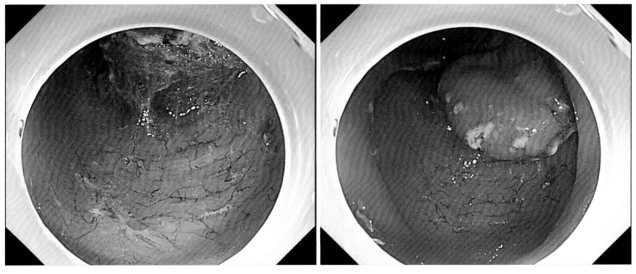

图 3-30 剥离

五、治愈性切除与 eCura 评分

治愈性切除不需要追加进一步治疗，其定义为：病灶整块切除水平及垂直切缘阴性，且无淋巴结转移风险。

最近，日本的一项多中心大样本临床研究将五个淋巴结转移的危险因素纳入研究并赋予评分（表3-2）。该评分被称为 eCura 系统，作者认为非治愈性切除但评分为低危的患者追加手术获益有限，可密切随访。

表 3-2　eCura 评分

要点	评分
• 存在淋巴管浸润	3 分
• 肿瘤 > 30 mm	1 分
• 垂直断端阳性	1 分
• 血管浸润	1 分
• 黏膜下浸润超过 500 μm	1 分

0~1 分为低危，淋巴结转移风险为 2.5%；2~4 分为中危，淋巴结转移风险为 6.7%；5~7 分为高危，淋巴结转移风险为 22.7%

第五节
结直肠早癌的 ESD 治疗经验及技巧

一、治疗指征

（1）无法通过 EMR 实现整块切除的、大于 20 mm 的腺瘤和结直肠早癌。术前需通过抬举征、放大内镜或 EUS 评估是否可切除。

（2）抬举征阴性（non-lifting sign positive）的腺瘤和早期结直肠癌。

（3）> 10 mm 的 EMR 残留或复发病变，再次 EMR 切除困难的病变。

（4）反复活检仍不能证实为癌的低位直肠病变。

二、治疗经验及技巧

（一）切开方法一

切开方法一见图 3-31。

治疗实例见图 3-32~ 图 3-36。

（二）切开方法二

根据不同病变选择切开策略。治疗实例见图 3-37。

（三）切开方法三（隧道法）

切开方法三见图 3-38。

治疗实例 1：见图 3-39~ 图 3-47。

治疗实例 2：见图 3-48~ 图 3-54。

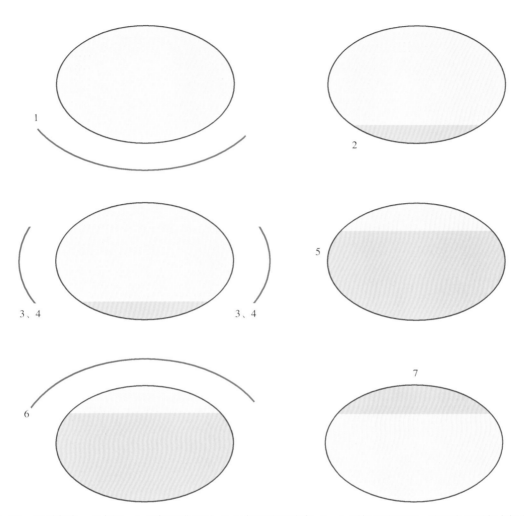

图 3-31 切开方法一示意图。1.肛侧黏膜切开；2.肛侧黏膜下分离；3、4.两侧黏膜切开，建议先切开积水侧黏膜，病变会向不积水侧收缩；5.继续分离黏膜下层；6.口侧黏膜切开；7.切开剩余的黏膜下层

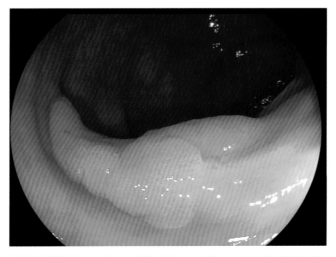

图 3-32 位于横结肠 Ⅱa 病变，大小约 2.5 cm×2.5 cm，侧向发育型肿瘤 LST-NG

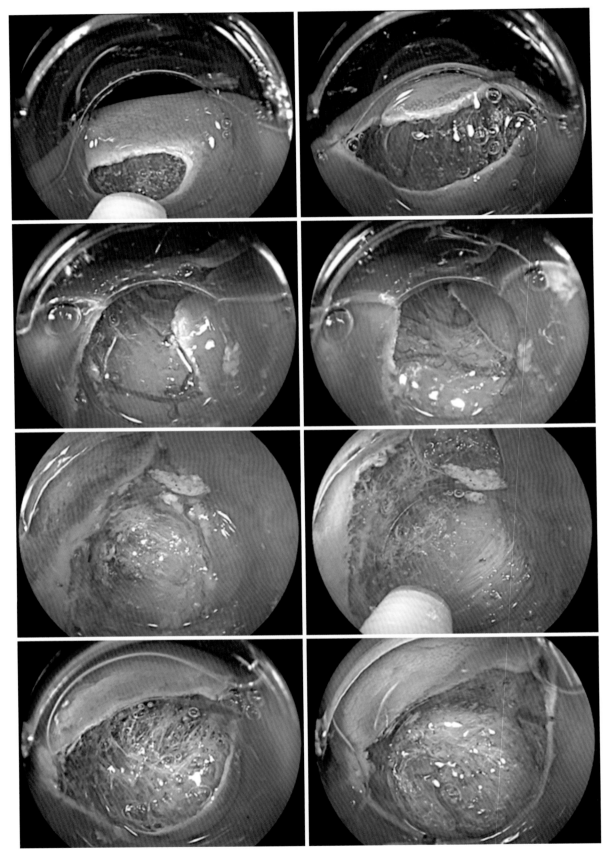

图 3-33　局部黏膜下注射后黏膜切开

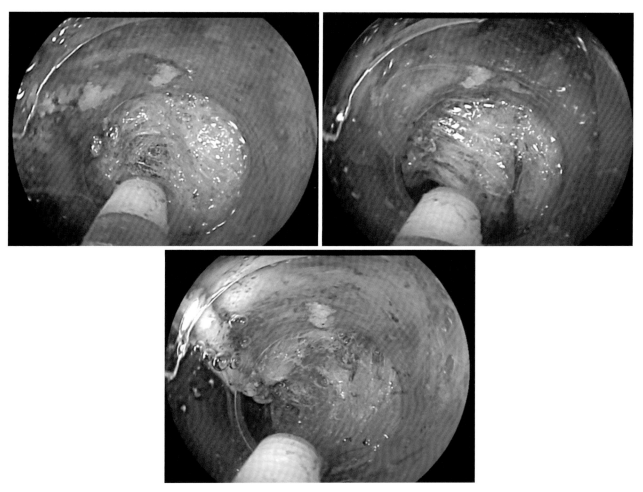

图 3-34 黏膜下剥离

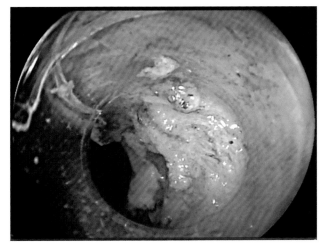

图 3-35 ESD 剥离后创面

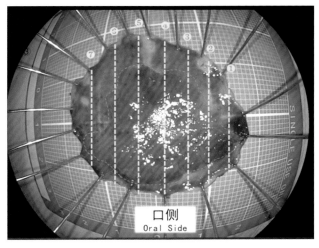

图 3-36 ESD 术后新鲜标本

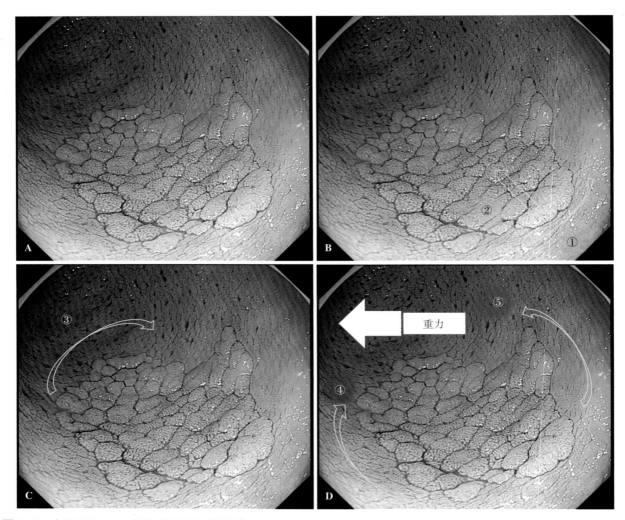

图3-37 盲肠LST-G。1.黏膜下注射病变近侧黏膜，全周注射可能会影响视野和用刀角度。2.切开近侧黏膜后即加深，直到能顺利到达黏膜下层。注意黏膜切开的长度，太短内镜无法进入黏膜下层，太长则黏膜下积不住水。3.病变近侧能顺利进入黏膜下层之后，便进行远侧黏膜的切开。远侧黏膜切开时，刀头要稍长一点，视野放略远，这样不易切到病变。若近侧黏膜切开后，选择两侧切开，将远侧黏膜放最后切，黏膜下注射可能不充分，而远侧切开又是相对困难，所以不推荐。4、5.两侧黏膜的切开，先左侧还是右侧？此病变中，重力朝向9点方向，左侧更易积水，影响视野和操作。如果先切开左侧，病变会向不积水的右侧收缩，使操作顺利

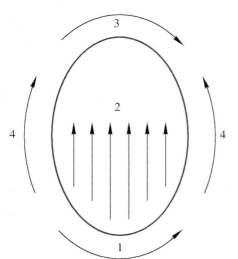

图3-38
隧道法示意图。切开肛侧黏膜后建立隧道，然后切开口侧黏膜

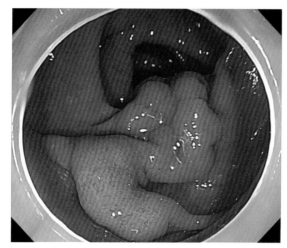

图 3-39 病变位于横结肠近脾曲，大小约 2.5 cm×
4.5 cm，左侧卧位时，重力朝向 12 点方向

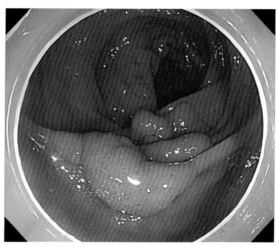

图 3-40 病变跨两个皱襞，相比于 LST-G，LST-NG
黏膜下层的纤维组织更致密，注射后抬举较困难

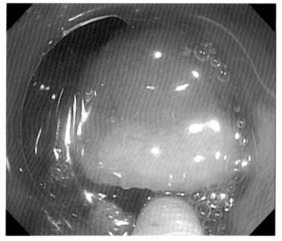

图 3-41 使用 Flush 刀，可边切开边注射，保持
清晰，缩短手术时间

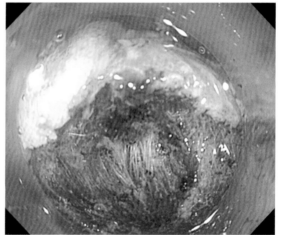

图 3-42 黏膜切开时，可见黏膜下的致密纤维

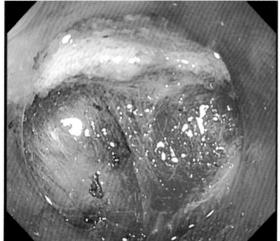

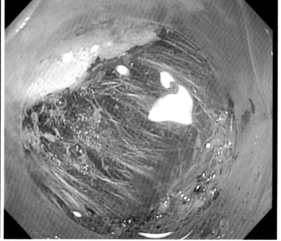

图 3-43 注射后黏膜抬举受限；使用 2 个冲水泵。一个接 Flush 刀，冲洗液为生理盐水；一个接镜子，
冲洗液为 PEG 溶液（和爽），用 PEG 溶液冲洗创面，能使黏膜下层从红色恢复透明，保持视野清晰

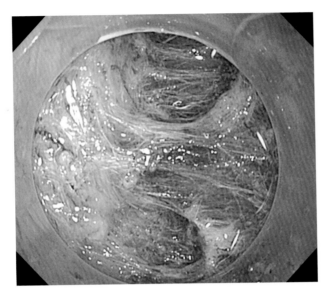

图 3-44

类似 POEM 的原理，进入黏膜下层的隧道，可以获得清晰而稳定的视野。适当分离两侧的黏膜下组织，镜头的移动就不易受限

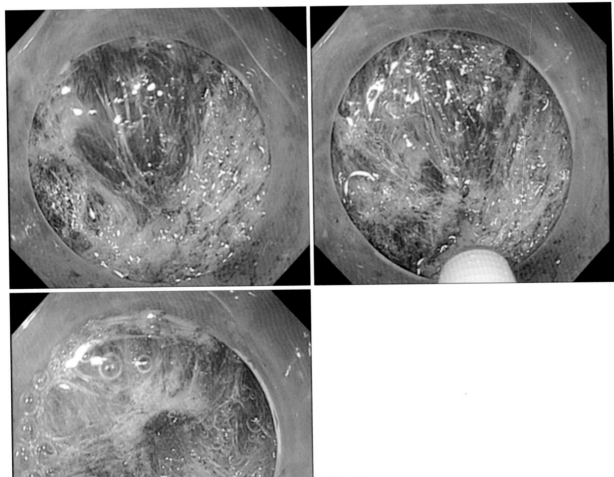

图 3-45

穿透支血管的处理：使用 Forced Coag 1-10 模式，对血管进行预处理，再用 Forced Coag 2-50 模式断开血管，这样能节省更换器械所需的时间。同时因避免使用止血钳产生的烧灼，可以保留黏膜下层等的水分，保持切开层次的清晰。血管处理：Dual 刀、Flush 刀

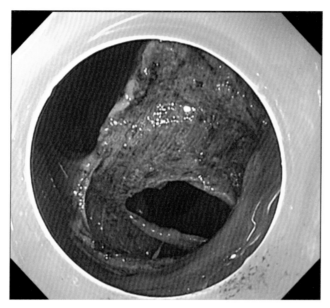

图 3-46　隧道建立完成

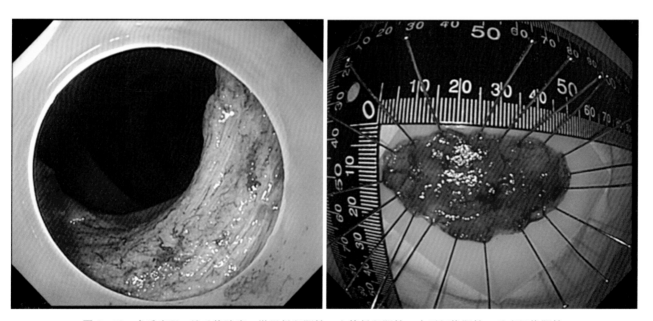

图 3-47　术后病理：绒毛状腺瘤，淋巴侵犯阴性，血管侵犯阴性，水平切缘阴性，垂直切缘阴性；
Villous adenoma，T1（M），Ly0，v0，LM（-），VM（-）

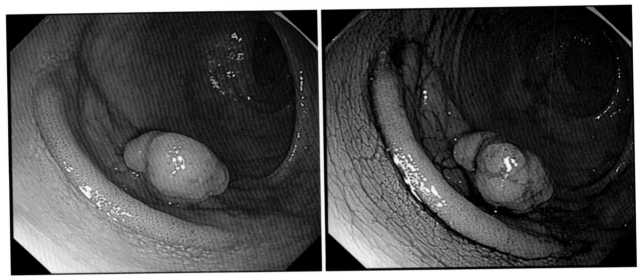

图 3-48 直肠距肛门口 5 cm 平坦隆起性病变,中央见结节样隆起。白光内镜提示病变有黏膜下
深部浸润可能,因病变位置特殊,与患者沟通后行 ESD 切除

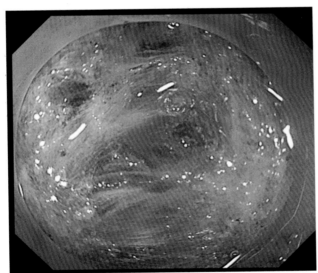

图 3-49 建立隧道后,可见直肠粗大的穿透支血管

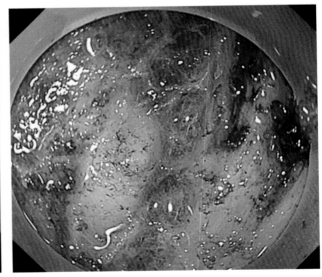

图 3-50 黏膜下层的粘连,因暴露充分,
视野较好,处理相对简单

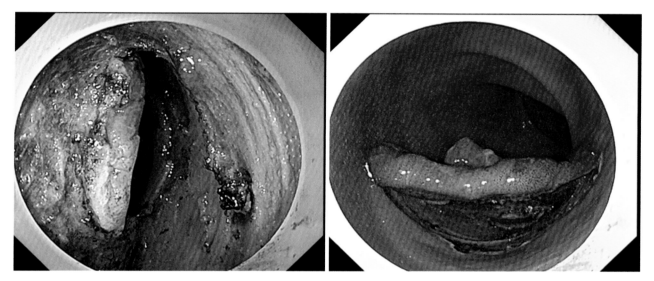

图 3-51 隧道建立完成

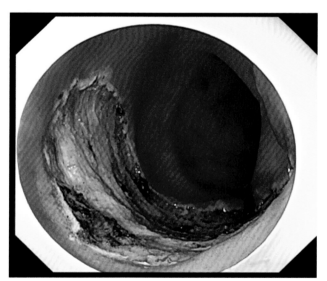

图 3-52 病变切除后创面

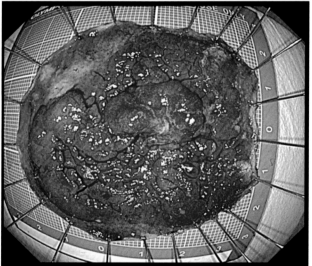

图 3-53 标本固定

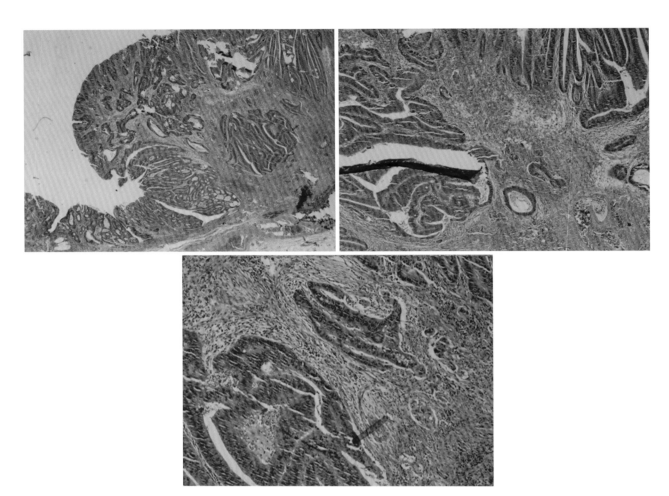

图 3-54　病理切片。病理结果：高分化腺癌，侵犯黏膜肌层，淋巴侵犯阴性，血管侵犯阴性，
水平切缘阴性，垂直切缘阴性；tub1，T1（M），Ly0，v0，LM（-），VM（-）

参考文献

[1] Kuwano H, Nishimura Y, Ohtsu A, et al. Guidelines for Diagnosis and Treatment of Carcinoma of the Esophagus, April 2007 edition: part I edited by the Japan Esophageal Society[J]. Revista Paulista De Medicina, 2008, 5(2):61-73.

[2] 内镜黏膜下剥离术专家协作组 . 消化道黏膜病变内镜黏膜下剥离术治疗专家共识 [J]. 中华胃肠外科杂志 , 2012, 15(10):1083-1086.

[3] Honda K, Akiho H. Endoscopic submucosal dissection for superficial esophageal squamous cell neoplasms[J]. World Journal of Gastrointestinal Pathophysiology, 2012, 70(2):860.

[4] Sato H, Inoue H, Ikeda H, et al. Clinical experience of esophageal perforation occurring with endoscopic submucosal dissection[J]. Diseases of the Esophagus Official Journal of the International Society for Diseases of the Esophagus, 1900, 27(7):617-622.

[5] Isomoto H, Yamaguchi N, Minami H, et al. Management of complications associated with endoscopic submucosal dissection/ endoscopic mucosal resection for esophageal cancer[J]. Digestive Endoscopy, 2013, 25(S1):29-38.

[6] 中华医学会消化内镜学分会 . 中国早期胃癌筛查及内镜诊治共识意见 (2014 年 , 长沙)[J]. 中华消化杂志 , 2014, 7(34): 433-448.

第四章
ESD 围手术期的患者管理及
并发症防治

第一节
ESD 围手术期的患者管理

一、概述

消化道早癌 ESD 治疗属于内镜下的微创治疗，其围手术期时限目前尚无统一限定，大多数恢复良好的患者围手术期在术前 3 天到术后 1 周。对于发生并发症的患者，可能会延长。事实上，对围手术期时间也无需作严格的限定，主要是明确围手术期的概念，包括术前对疾病的全面诊断以及对患者各重要器官功能的评价和维护，术中进行严密的监护、支持以保障手术的安全进行，术后积极监测，采用合适的治疗促使患者康复，充分预防和处理并发症，从而保证整个手术期间治疗的成功。因此，可借鉴外科手术的围手术期原则，分为术前、术中、术后 3 个阶段。

二、术前准备

相较于外科手术而言，内镜治疗的创伤小、操作时间相对较短，对患者的全身情况影响较小，机体对内镜治疗的耐受能力较强，因而某些外科手术的禁忌证是内镜治疗的相对适应证。随着我国社会人口老龄化的加速，接受 ESD 治疗的患者中老年患者所占比例亦随之增加。但是作为一种侵入性的医疗手段，ESD 治疗同样会对心血管、呼吸和消化系统等产生影响，而老年人全身各脏器功能开始逐渐退化，而且多伴有不同程度的糖尿病、冠心病、高血压等各种疾病，对各种刺激的应激能力降低，比较容易在内镜诊疗的准备和实施过程中产生各种并发症。由于老年人生理功能衰退的程度与其年龄并不一定相符，故在术前对老年患者进行评估时，应注意对老年人造成威胁的是其合并症而非年龄本身。对检查发现的各种异常都应该在术前积极地予以纠正，对于一时难以纠正的异常，也应尽量控制在稳定状态，以保证治疗的顺利进行。若患者存在暂时无法纠正的脏器功能障碍，则应暂停内镜治疗，待病情好转后再行评估是否进行治疗，必要时采用多学科会诊的方式来评估手术的风险及可能性。

（一）常见的合并症及其他异常情况

1.心血管系统·心血管系统的功能状态是术前检查的重要项目之一。常见的功能障碍有高血压、冠心病、心律失常等，因此对于合并心血管疾病的患者应详细了解病情，并做相应检查，以便及时发现和处理合并的心血管疾病。对合并高血压的患者，使用降压药物时应避免术前急降血压，应在术前使血压控制在 180/100 mmHg 以下，宜选用温和持久的降压药。

冠心病患者需做非心脏手术的机会很多，但术前应对患者进行详细检查，根据患者心功能状态制订手术方案。对于心脏功能减退者，经药物治疗能控制，而且心脏功能代偿良好者可按计划施行手术。

对有心绞痛、心肌梗死发作、心电图提示有明显心肌缺血或有严重心律失常者，应在控制症状、改善心肌血供和纠正心律之后再行手术。

对于偶发的室性期前收缩，一般无需特殊处理。有房颤伴心室率达 100 次 /min 以上者，尽可能将心率控制在正常范围内。如有心动过缓，术前使用麻黄素等提高心率，必要时放置临时起搏器。

已做冠状动脉支架术或人工心脏瓣膜替换术的心脏病患者，术后常规服药以维持体内的抗凝状态，机体的这种抗凝状态可能使术中和术后发生难以控制的出血。因此，应根据服用的抗凝药物种类，术前暂停相应时间的抗凝治疗。

2. 呼吸系统·老年患者伴发呼吸系统疾病主要为慢性支气管炎、肺气肿、肺心病等，故术前应对肺功能情况进行详细了解，必要时行血气分析和肺功能测定等检查。受麻醉、手术创伤的影响，以及可能发生的肺不张或肺部感染，老年患者发生呼吸衰竭的概率非常大。因此，患者术前应禁烟、戒酒，给予祛痰解痉药物，以促进排痰，改善肺通气和换气功能。对于合并哮喘患者尤其要慎重，因为麻醉和内镜检查都有可能诱发哮喘，可在术前预防性给予解痉平喘药物或喷剂，防止术中并发哮喘。对于肺功能较差的患者，应在术前采用积极的措施，改善肺功能情况后再行治疗。

3. 消化系统·肝功能可降低患者对手术的耐受性，术前应常规检查乙型肝炎、肝功能、凝血酶原时间，详细评估肝功能及并发症情况。若肝功能异常，则给予护肝治疗，尽可能避免使用具有肝脏毒性的药物。有腹水的患者可使用人血白蛋白、利尿剂等消除腹水，同时加强营养支持，促进蛋白质合成，使肝功能达到 Child A 级，并稳定 1 周以上再进行内镜治疗。如伴有食管胃底静脉曲张或近期上消化道出血者，应积极改善肝功能情况，采用内镜下硬化剂注射、曲张静脉套扎乃至介入、手术治疗等措施防止再出血，待食管胃底静脉曲张缓解后再行内镜手术治疗。

4. 糖尿病·糖尿病会影响术后伤口的愈合，增加术后感染的风险，严重者可能发生术后糖尿病酮症酸中毒，甚至高渗性非酮性昏迷。术前适当控制饮食和口服降糖药治疗，不应过分严格限制糖摄入量，术前 3 天左右使用或改用正规胰岛素餐前半小时皮下注射或静脉滴注，以摸清机体对胰岛素的敏感性和血糖波动范围，为术中、术后使用胰岛素的剂量提供参考。血糖水平一般控制在 6.6 ~8.9 mmol/L，尿糖维持（ − ~ +）、尿酮（ −）较为安全，不必强求血糖降至正常或尿糖阴性。糖尿病患者的手术时间，最好能安排于每天早上，以缩短术前禁食时间，避免体内酮体生成。对于依赖胰岛素注射而又禁食的糖尿病患者，应严加监视血糖水平。一般认为，血糖水平控制在 10 mmol/L 以下进行内镜手术还是比较安全的。对于重症糖尿病患者，术前需在内分泌科医师的指导下将血糖控制在比较正常的范围内，然后进行手术。术后则应在葡萄糖溶液中加入相应的胰岛素以促进葡萄糖利用，并每天监测血糖。

5. 肾功能不全·老年患者肾功能不全也较常见，术前应常规检查尿常规、血肌酐及尿素氮等，若尿素氮 < 15 mmol/L，24 h 内生肌酐清除率 >50 ml/min，内镜治疗相对安全，但仍需注意尽可能避免使用具有肾脏毒性的药物，术中、术后需留置尿管和中心静脉管，动态观测尿量和中心静脉压的变化，及时调整输液量。

（二）内镜治疗前的特殊准备

1. 饮食及肠道准备·对于上消化道治疗患者，只需术前禁食禁水 6 小时以上；对于接受结肠镜治疗的患者，术前需进行相应的肠道准备。目前常用的清洁肠道用药有以下几种：

（1）番泻叶：该法较简便，但其缺点是腹痛发生率较高，而且番泻叶对结直肠黏膜有刺激作用，可致黏膜充血，因此已逐渐被其他方法所替代。

（2）甘露醇：其缺点是甘露醇可被肠道细菌分解，产生可燃气体，因此不适于准备内镜下高频电及 APC 治疗，而且易导致脱水和电解质丢失。

（3）硫酸镁：硫酸镁少量吸收后对心血管及眼内压有影响，严重者可致心搏骤停、体温不升等，限制了其广泛使用。

（4）聚乙二醇：该法一般不引起水电解质平衡紊乱。极少数患者因不耐受而出现呕吐等不良反应。

（5）灌肠法：无法有效清洁右半结肠，通常作为肠道准备不佳者的补救措施或是不能进行肠道准备者的肠道清洁方法。在上述几种方法中，聚乙二醇比较安全。但是对于老年人，应认识到由于禁食和导泻，加上老年人本身调节水、电解质和酸碱平衡的能力较差，还是比较容易引起脱水和电解质紊乱，有时可出现末梢循环障碍，甚至成为脑梗死、心肌梗死的诱因，因此在内镜检查前可适当进行补液。

2. 抗血栓药物 · 抗血栓药物的使用可影响患者的凝血功能，增加术中和术后出血的风险，因此术前要检查凝血酶原时间（PT）、激活的部分凝血活酶时间（PTT）、血小板数目及出血时间等。根据药物作用机制的不同，可分为抗血小板药物和抗凝药物。常用的抗血小板药物包括阿司匹林、双嘧达莫、氯吡格雷等，抗凝药物包括华法林、低分子肝素等。内镜治疗前后应慎用或停用此类药物。

（1）阿司匹林类：阿司匹林能延长出血时间，但延长不超过异常的范围，往往易被忽视，一般在内镜治疗前停用 2 周。

（2）肝素：肝素治疗的患者中有 2%~3% 发生血小板减少，对此类患者停用肝素后 24 h 再实施内镜治疗，能减少出血倾向。

（3）华法林：用华法林治疗的患者，术前停用华法林 2 周，术后尽快恢复华法林治疗。为消除其对内镜治疗的影响，可以输入新鲜冻干血浆，提高凝血因子的水平，也可以给予维生素 K 增加肝脏产生凝血酶，使凝血酶原时间恢复正常，也可以给予低分子肝素代替华法林，在术前 8 h 停用肝素。

（4）非类固醇类消炎药物：对使用吲哚美辛（消炎痛）、布洛芬、吡罗昔康（炎痛喜康）应在停药后 24~48 h，甚至更长时间后实施内镜治疗，可以减少内镜治疗出血的发生。

（三）确立治疗方案

在明确诊断与完成患者评估后，确定最佳的治疗方案。对于复杂或疑难病例，需要在上级医师或其他学科医师的参与下共同制订方案。

（四）麻醉选择

并非所有的内镜 ESD 病例均须采取气管内插管的全身麻醉，特别是低位直肠疾病的 ESD，因为结肠镜的操作对咽喉部及气道的刺激和影响较小，且麻醉时因上消化道分泌物较少，绝大部分患者可采用静脉麻醉。而高位直肠及以上结肠仍建议采用插管全麻的方式，这样能有效降低呼吸对 ESD 操作的影响。采取何种形式的麻醉，应综合考虑 ESD 病灶大小、手术难易程度、手术时间，以及长时间静脉麻醉所产生循环、呼吸管理的不稳定性等多种因素。对于同时患有循环、呼吸等器官并发症的高风险结直肠 ESD 病例，建议采用气管内插管的全身麻醉。在气管插管全身麻醉条件下施行 ESD 手术，可以实现手术中稳定的循环、呼吸管理，确保手术的时间和安全，提高完整切除率，预防误吸和反流性肺炎，降低医患双方的风险。但是，必须有专业的麻醉医师在场，同时重视术后麻醉的复苏和管理。

（五）知情同意

内镜手术治疗的特点之一就是微创，然而很多患者及其家属误以为微创治疗没有风险或风险很小。实际上，内镜治疗同外科手术一样，存在发生并发症的风险，内镜医师也不可能做到治疗过程中不出现任何并发症或意外。而一旦出现并发症或意外，内镜治疗的微创优势可能会因此减弱乃至丧失，从而使患者及其家属产生巨大的心理落差，对治疗产生焦虑甚至怀疑。为此，内镜医师应该理解患者及其家属的这种心态，术前应将术中、术后可能出现的风险解释清楚，并告知后果和应对方案，让他们既充分了解整个治疗过程，又不至于产生过多的焦虑和不安情绪，增强患者战胜疾病的信心，以利于更好地配合完成治疗工作。因此，医务人员需与患者及其家属在术前签署内镜治疗知情同意书后方可进行治疗，同时保护双方的权益。

三、术中监测和处理

（一）术中监测

术中监测一般包括循环监测和呼吸监测，生命体征监测是保证手术患者安全最基本的措施。在手术期间，该工作由麻醉医师全面负责，内镜医师应及时提供治疗的进展情况，并根据手术需要与麻醉医师沟通。基本的循环监测项目是心率、心律和动脉血压、氧饱和度，一般通过麻醉呼吸机和监护仪的心电图检测、气袖测压即可满足内镜手术的需要。对于心肺功能不全患者，可加测中心静脉压、肺动脉楔压等项目以了解患者手术过程中更全面的资料，及时处理。另外，为防止术中突发心脑血管意外，麻醉医师需确保所有抢救药物及工具的完备。

术中呼吸管理最基本的是给患者吸氧，并防止反流和误吸。基本呼吸监测项目主要包括呼吸频率、幅度及血氧饱和度。经皮测定血氧饱和度使用方便，能基本反映动脉血氧含量的变化。如果发现患者有缺氧情况，应该积极采取措施及时予以纠正。对于气管插管麻醉的患者，应检测呼吸机的各项参数，调整好潮气量、吸入气氧浓度和每分钟有效通气量，以良好的通气和换气状态保证组织能够获得足够的氧供。动脉血血气分析是检测呼吸功能极为重要的指标，动脉血氧分压（PaO_2）<60 mmHg 提示有低氧血症，应寻找原因及时纠正。通过测定呼气末二氧化碳分压和动脉血二氧化碳分压（$PaCO_2$）可以推测患者的换气功能。

（二）手术意外的预防和处理

1. 与原发病或合并症有关的意外·许多严重病症本身就有发生各种意外的病理基础，手术过程中发生意外的可能性很大。例如原有心脏病、感染性休克、严重体液平衡失调等严重病症的患者，在手术期间可能会发生心搏骤停等意外。内镜医师要权衡利弊，严格掌握手术适应证，应该在调整或尽量控制上述严重病症之后再手术，以减少意外的发生。

2. 与麻醉过程有关的意外·麻醉可能使贲门松弛，以致胃内容物反流、误吸，严重时可导致气道阻塞，发生窒息。麻醉药物不足时可导致体动、反射增强、血压升高、脉搏加快、换气过度等；过量则可导致呼吸、循环抑制，舌根下坠引起上呼吸道梗阻。因而在术中需要不断对镇静状态评分，避免镇静、麻醉过深或过浅，并及时处理出现的任何意外。

3. 与内镜操作有关的意外·出血和穿孔是内镜治疗过程中的主要意外。少量出血大多在内镜下即可控制，然而对于某些凝血功能较差，平日服用抗凝药物的患者，有时内镜下的治疗出血很难得到有效控制。对于无法控制的出血，有时需要外科手术结扎止血。因此，所有患者在术前均应进行凝血功能检查以排除严重的凝血功能异常，服用抗凝药者应根据不同的药物种类停用相应时间。

穿孔引起的后果是气体进入体腔内形成纵隔气肿、气胸、气腹以及消化道内容物进入体腔可能导致感染。一旦发生穿孔，应尽量减少注气，以防治疗过程中送气过多导致气体压迫重要器官引起呼吸、循环不稳。CO_2弥散时间较快，很快被人体吸收，因而操作中务必使用CO_2送气。在操作过程中，应避免送气量过多，并与麻醉医师密切合作，确保循环、呼吸稳定。另外，在操作过程中，可在胸腹壁用注射器针头做胸腹腔穿刺，以帮助排气。

四、术后监测和处理

（一）监测流程

1. 内镜室监测·麻醉人员在患者恢复自主呼吸后，拔除气管插管，观察患者反应以及呼吸、循环情况。若患者开始恢复意识且呼吸、循环稳定，则可以转送至苏醒室进一步监测。

2. 苏醒室监测·由于全身麻醉作用，患者在手术结束时还未完全清醒，即便是创伤较小的内镜治疗，也需在苏醒室监测一段时间，一般不超过 1 小时。待患者清醒后，如果生命体征稳定，就可转送回病房。

3. ICU 监测·对于脏器功能差、复杂手术后的患者，术后需监测的项目很多，从神志恢复情况、生命体征到各主要脏器的功能，都要非常周密、细致，更需要连续监测资料，以助于判断病情的发展趋向。另外，苏醒室的患者如果在观察期间病情仍很重，如一直处于昏迷状态，或因自主呼吸很微弱而不能脱离呼吸机，或生命体征很不稳定，则应转送到重症监护室，继续予以周密监测并作积极的治疗。

（二）监测内容

内镜术后患者最基本的生命体征监测项目包括神志、体温、血压、心率、心律、呼吸率和尿量等，这些项目在病房内都能完成。由护士每半小时观察 1 次，连续观察 4~6 小时。监测过程中如果发现异常，应增加观察频率，延长观察时间，直至生命体征恢复正常。必要时，可用床旁心电血压监护仪和经皮氧饱和度监测仪辅助作心肺功能的连续监测。

上述监测项目可以保障大部分内镜术后患者的平稳恢复。如果患者同时有其他基础疾病、手术创伤较大或发生并发症，则需要在其他监测的帮助下全面了解患者病情的恢复情况，根据监测项目的变化予以相应处理。动脉血气分析可帮助判断患者的呼吸功能情况及有无酸碱平衡失调；对于长期禁食的患者，电解质测定有助于判断有无水、电解质平衡紊乱，指导静脉输液和营养支持；中心静脉压、心排血量测定则可帮助判断循环功能情况。总之，对于病情复杂的患者，尽可能详尽的监测对指导治疗具有重要意义。

（三）抗生素的使用

对于术前评估 ESD 范围大、操作时间长、可能引起消化道穿孔者，特别是结直肠病变的 ESD，可以考虑治疗前 1 h 开始预防性应用抗生素。就理论上讲，在施行 ESD 时，血液中抗菌药物浓度已经上升，即使手术中发生穿孔也能预防腹膜炎重症化。

ESD 术后穿孔感染的早期，感染的病原菌主要是病变部位的定植菌群，可能为一种或数种细菌感染。但是到了后期，绝大多数转变为需氧菌和厌氧菌的混合感染，并且会出现多种细菌的复合感染，针对这一细菌学特点，在临床上选择抗感染药物时必须注意，所用药物应能同时覆盖需氧菌和厌氧菌。常见的致病菌，需氧菌中以大肠埃希菌、克雷白杆菌等肠杆菌科细菌为主，其余还有肠球菌和假单胞菌；厌氧菌中以脆弱拟杆菌为主。但是在长期应用免疫抑制剂、抗细菌感染药物、糖皮质激素和抗酸剂的患者中也可出现真菌（主要是念珠菌）感染。

术后长时间应用抗生素，非但达不到预防目的，反而会增加医院感染率和耐药菌株的产生，既不利于感染的防治，也会加重患者经济负担。一般来说，在应用经验性抗生素的前提下留取血培养或导管培养，根据培养结果和药敏试验选择敏感抗生素。术后预防用药总的时间不应超过 24 h，必要时延长至 48 h，对有穿孔、大量出血、高龄患者及免疫缺陷人群，可依据患者的具体情况适当延长。

（四）止血药物的使用

ESD 术后可以常规予以 1~2 d 的止血药物，包括维生素 K_1、酚磺乙胺（止血敏）、6-氨基己酸、氨甲苯酸（止血芳酸）等药物，改善和促进凝血因子的活性，抑制血纤溶酶的活性，加速血液凝固或降低毛细血管通透性，促使出血停止。但是术者应牢记，为防止出血，必须于术中彻底止血，而不能依靠术后止血药物的使用，因为药物是针对血凝机制，仅为一种辅助止血方法，不能代替手术。

（五）饮食和静脉输液

大多数患者术后 3 天内均可进流质饮食。对于病情复杂患者，禁食时间要相应延长，必要时留置小肠营养管给予肠内营养或肠外营养。患者禁食期间要满足液体和电解质的每天需要量，并定期复查电解质，及时发现和治疗水、电解质平衡紊乱。

（六）导管处理原则

1. 胃管 · 对于手术创面较大，可能有术后迟发性出血、术中穿孔的患者，须在手术结束时在内镜直视下留置胃管。术后每天记录胃管引流量及引流液性状。一旦发现有血性液体持续引出，需考虑术后出血的可能性，在保守治疗无法控制的情况下应及时内镜探查。若患者恢复稳定，开放饮水后无不良反应，可考虑拔除胃管。对于某些穿孔或消化道瘘患者，有时需要内镜观察创面愈合情况后决定是否拔除胃管。

2. 胸腔引流管·术后气胸严重或有纵隔脓肿、血胸时，需留置胸腔引流管，一般在超声引导下留置于病变最明显处以利于引流或吸引，并接负压吸引。待患者症状体征好转，复查胸部 X 线片示病情明显缓解、无需胸腔引流后方可拔除。拔除过程中需避免气体通过体表创口进入胸腔内引发气胸。

3. 腹腔引流管·有时患者会出现腹腔内感染，大多数感染可通过抗生素治疗缓解，少部分腹腔感染可加重形成脓肿。脓肿若不控制，可引起患者的全身感染，严重时可因脓肿侵蚀大血管造成腹腔内出血而死亡，因此，应在超声引导下放置腹腔引流管，记录每天引流量及性状。待引流量减少、引流液性状好转、经 CT 或超声检查无明显脓肿或腹腔积液时方可拔除。

第二节
ESD 治疗并发症的预防和处理

一、概述

消化道早癌 ESD 治疗的并发症主要分为术中并发症和术后并发症，最常见的并发症类型为消化道出血和消化道穿孔。其中，ESD 术后第一个 24 小时是并发症最易发生的时段，应密切观察症状及体征变化，手术当日应禁食和静脉补液，以后根据病情逐步恢复饮食；上消化道患者可给予质子泵抑制剂（proton pump inhibitors，PPI）。

二、术中出血

术中出血往往由黏膜层切开或黏膜下层剥离时血管暴露不佳、盲目切开，或发现血管但预凝不足所致，是 ESD 术中较为常见的情况。发生术中出血，切忌在视野不清情况下盲目电凝止血，因盲目电凝止血不仅无法准确凝固血管断端，且易造成创面大面积焦痂形成，影响下一步的 ESD 操作；应当第一时间及时有效地冲洗创面，准确辨认出血点，而后将血管断端确切电凝固（图 4-1）。

预防术中出血的关键在于黏膜层切开及黏膜下层剥离时血管的良好暴露及充足的预凝。

三、术后出血

综合既往研究报道，食管 ESD 术后出血概率为 0~0.7%，胃 ESD 术后出血概率为 1.8%~5.9%，结直肠 ESD 术后出血概率为 0.4%~4.6%。

ESD 术后出血常与手术难度大、时间长、出血多、视野差等因素导致的术中止血不彻底、不确切有关。术后出血可表现为术后呕血、黑便、便血、胃管引流新鲜血液等症状及血压下降、心率

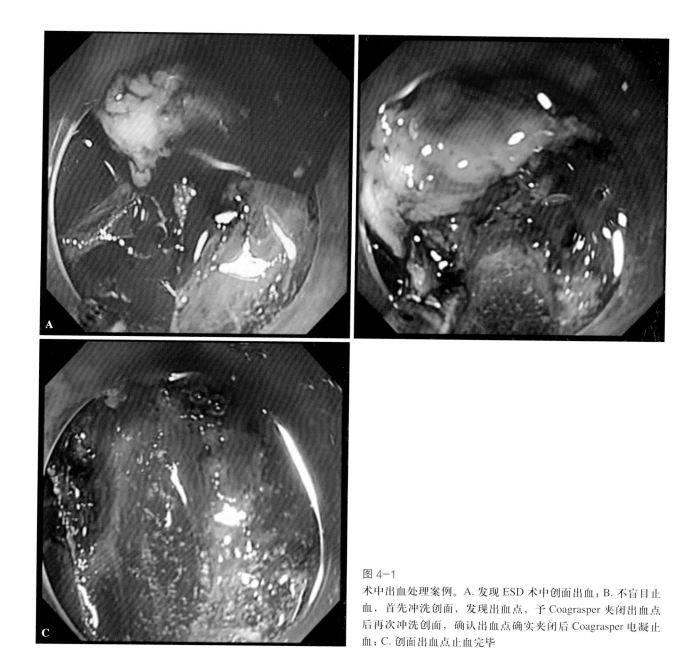

图 4-1
术中出血处理案例。A. 发现 ESD 术中创面出血；B. 不盲目止血，首先冲洗创面，发现出血点，予 Coagrasper 夹闭出血点后再次冲洗创面，确认出血点确实夹闭后 Coagrasper 电凝止血；C. 创面出血点止血完毕

上升等血流动力学异常。怀疑术后创面出血，应尽早内镜介入，寻找出血部位并给予止血处理（图 4-2）。

预防术后出血的关键在于 ESD 术中对创面血管残端的确切凝固，另外须注意纠正患者术后过高的血压。

四、术中穿孔

术中穿孔也是值得关注的 ESD 治疗的并发症之一，因食管及结直肠肠壁相对较薄，更易发生穿孔。术中并发穿孔时，应吸净消化管腔内的气体和液体，内镜下及时闭合穿孔（此处需注意，若食管 ESD

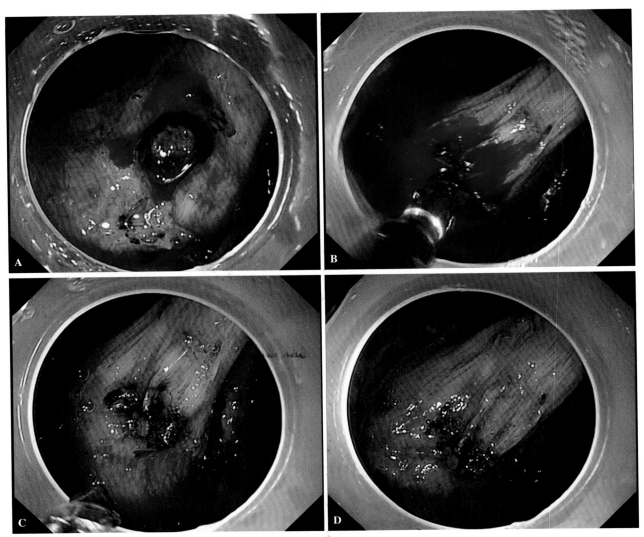

图 4-2　术后出血处理案例。A. 发现 ESD 术后创面出血点；B. Coagrasper 电凝止血；
C. 电凝后冲洗创面出血点，观察止血效果；D. 创面出血点止血完毕

术中穿孔需要使用多个金属夹夹闭穿孔时，要防止创面修复后瘢痕狭窄的可能）（图 4-3），术后予胃肠减压、禁食和抗炎等治疗，严密观察胸、腹部体征。保守治疗无效者（一般情况变差、体温升高、腹痛程度加剧或范围扩大等），应立即予外科手术治疗（推荐行腹腔镜探查修补穿孔）。

　　预防术中穿孔的关键在于精细、谨慎操作。

五、术后迟发性穿孔

　　食管 ESD 术后发生迟发性穿孔较为少见。对于程度轻微的迟发性穿孔（生命体征稳定、食管轻微漏引起的轻度纵隔炎），在确保内镜夹能有效夹闭食管穿孔的前提下，可尝试保守治疗。但对于胸痛症状明显、CT 提示较大的食管漏、食物残渣落入纵隔和明显的纵隔气肿的迟发性穿孔，则需尽快行急诊外科手术治疗。

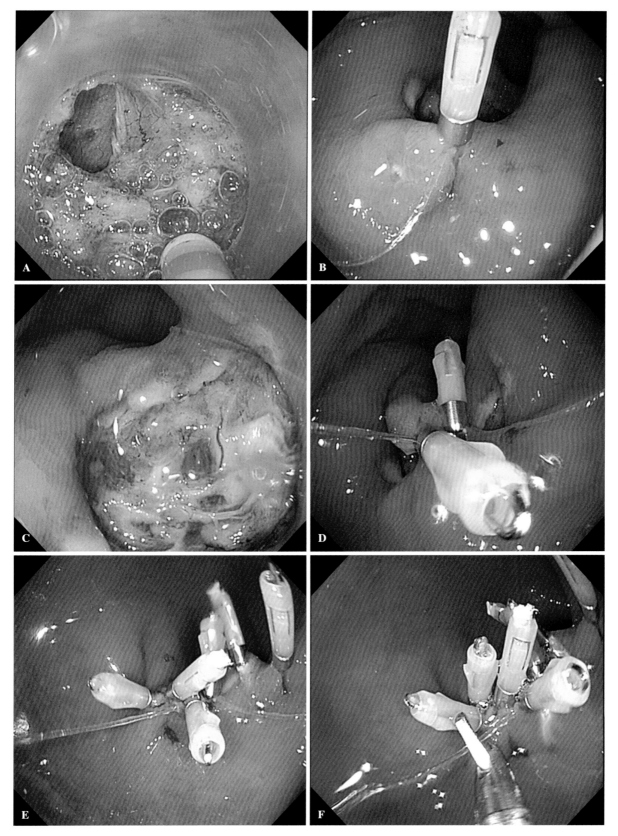

图 4-3 术中穿孔处理案例。A. 术中发生穿孔；B. 鱼线缚于金属夹一侧抓手，金属夹夹闭于创面一侧；C. 鱼线带至创面另一侧，
并用金属夹带线夹闭；D. 于体外牵拉鱼线，收拢创面；E. 其余金属夹逐一夹闭创面；F. 内镜下线剪剪断鱼线

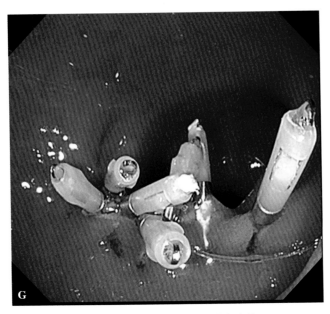

图 4-3（续） G. 穿孔创面缝合完毕

胃 ESD 术后迟发性穿孔的发生率为 0.06%~0.45%。胃 ESD 术后迟发性穿孔主要表现为腹痛、发热。对于术后早期发现的迟发性穿孔（患者禁食中、腹部体征不明显、穿孔直径小），可尝试内镜夹夹闭穿孔的保守治疗。对于术后较晚发现的迟发性穿孔（患者已开放进食、腹膜炎体征加剧、穿孔直径大），则需外科手术及时干预。

综合既往研究报道，结直肠 ESD 术后迟发性穿孔的发生率为 0.1%~0.4%。发生结直肠 ESD 术后迟发性穿孔的患者常表现为高热、腹痛、腹膜刺激征等，伴有外周血象白细胞升高，CT 等腹部影像学检查发现膈下游离气体。患者一旦确诊迟发性穿孔，则常需急诊外科手术处理。

六、食管狭窄

一般发生于病灶范围超过食管 3/4 周甚至全周型病变的患者（图 4-4）。对于此类病例，在 ESD 术后创面喷洒或者口服糖皮质激素预防狭窄。若已经发生狭窄，则可以使用气囊扩张术治疗，少数顽固的狭窄需要反复内镜下扩张。

七、其他

术后抗生素与止血药的应用：ESD 术后应用抗生素的目的主要在于预防手术创面周围的纵隔、后腹膜或游离腹腔的感染及术后可能发生的全身性感染，特别是手术范围过大、操作时间较长、反复进行黏膜下注射导致周围炎性水肿者，或可能并发消化道穿孔者，特别是结直肠病变的 ESD，可以考虑预防性使用抗生素。术后用药总时间不宜超过 72 小时。对有穿孔、大量出血、高龄患者及免疫缺陷人群，可酌情延长用药时间。ESD 术后可酌情使用止血药物。

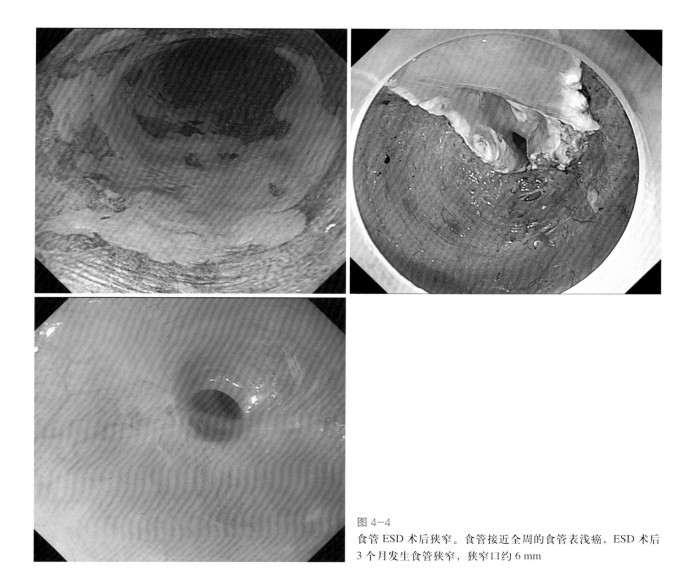

图 4-4
食管 ESD 术后狭窄。食管接近全周的食管表浅癌，ESD 术后
3 个月发生食管狭窄，狭窄口约 6 mm

参考文献

[1] 内镜黏膜下剥离术专家协作组 . 消化道黏膜病变内镜黏膜下剥离术治疗专家共识 [J]. 中华胃肠外科杂志 , 2012, 15 (10): 1083-1086.

[2] Isomoto H, Yamaguchi N, Minami H, et al. Management of complications associated with endoscopic submucosal dissection/ endoscopic mucosal resection for esophageal cancer[J]. Dig Endosc, 2013, 25, Suppl 1: 29-38.

[3] Tsujii Y, Nishida T, Nishiyama O, et al. Clinical outcomes of endoscopic submucosal dissection for superficial esophageal neoplasms: a multicenter retrospective cohort study[J]. Endoscopy, 2015, 47 (9): 775-783.

[4] Toyonaga T, Man-i M, East JE, et al. 1 635 Endoscopic submucosal dissection cases in the esophagus, stomach, and colorectum: complication rates and long-term outcomes[J]. Surg Endosc, 2013, 27 (3): 1000-1008.

[5] Koh R, Hirasawa K, Yahara S, et al. Antithrombotic drugs are risk factors for delayed postoperative bleeding after endoscopic submucosal dissection for gastric neoplasms[J]. Gastrointest Endosc, 2013, 78 (3): 476-483.

[6] Nakajima T, Saito Y, Tanaka S, et al. Current status of endoscopic resection strategy for large, early colorectal neoplasia in Japan[J]. Surg Endosc, 2013, 27 (9): 3262-3270.

[7] Lee EJ, Lee JB, Lee SH, et al. Endoscopic submucosal dissection for colorectal tumors—1 000 colorectal ESD cases: one specialized institute's experiences[J]. Surg Endosc, 2013, 27 (1): 31-39.

[8] Matsuda Y, Kataoka N, Yamaguchi T, et al. Delayed esophageal perforation occurring with endoscopic submucosal dissection: A report of two cases[J]. World J Gastrointest Surg, 2015, 7 (7):123-127.

[9] Yamamoto Y, Nishisaki H, Sakai H, et al. Clinical factors of delayed perforation after endoscopic submucosal dissection for gastric neoplasms[J]. Gastroenterol Res Pract, 2017: 7404613.

[10] Hirasawa K, Sato C, Makazu M, et al. Coagulation syndrome: Delayed perforation after colorectal endoscopic treatments[J]. World J Gastrointest Endosc, 2015, 7 (12):1055-1061.

第五章
ESD 术后病理标本的评估与随访策略

第一节
ESD 术后标本的制作

切除的黏膜和黏膜下组织，腔面朝上，展平置于软木或泡沫面上，标记口侧和肛侧，让黏膜处于自然略松弛状态（福尔马林固定时黏膜会收缩），用细钉固定周边组织，将软木或泡沫倒置于足量的10% 中性缓冲福尔马林中，固定最佳时间为 6~48 小时（图 5-1）。

固定后取材，取出细钉，将黏膜展平，记录整个黏膜的大小，观察病变状况，是否存在息肉隆起、扁平隆起或凹陷等病灶，记录病灶大小、距最近和最远切缘的距离。根据病灶位置，从口侧至肛侧横向或垂直切片组织，每 2~3 mm 间距，之后依次置入包埋盒中（图 5-2、图 5-3）。若黏膜组织切片过长，可以中间切分为二，一端用墨水标记。

包埋组织经酒精脱水、二甲苯透明、浸蜡（图 5-4），黏膜组织以垂直面包埋入蜡块，切片、染色（图 5-5）。

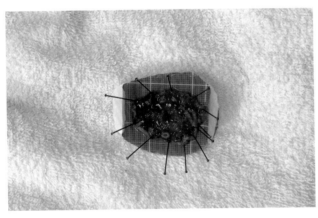

图 5-1 经 24 小时固定的标本，黏膜面可见略隆起病灶，病灶中央有凹陷

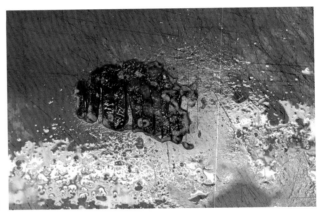

图 5-2 2 mm 间隔依次切分组织

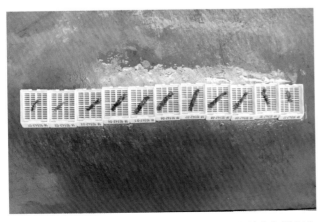

图 5-3 依次（口侧至肛侧或相反）将黏膜组织放入包膜框内

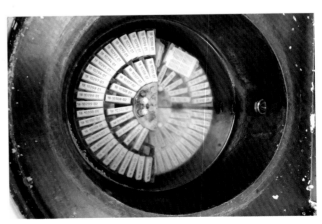

图 5-4 全自动脱水机处理标本

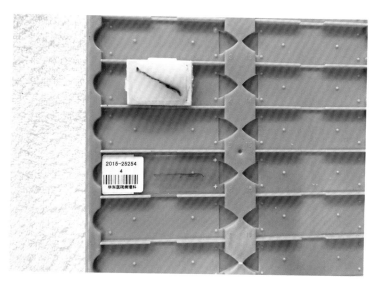

图 5-5   垂直包埋组织入蜡块，并制成切片

第二节
ESD 术后病理标本的评估

精确的消化道早癌 ESD 术后的病理诊断均应由相应的英文缩略语来描述。病理诊断描述一般按照以下顺序排列。

- ➤ 食管鳞癌 / 胃腺癌 / 结直肠腺癌。
- ➤ 癌的具体组织学形态（分化程度，肿瘤）。
- ➤ 浸润深度。
- ➤ 有无淋巴管浸润。
- ➤ 有无静脉浸润。
- ➤ 水平切缘是否阳性。
- ➤ 垂直切缘是否阳性。
- ➤ 术后肉眼形态分类。
- ➤ 病灶大小。
- ➤ 病灶位置。

1. 组织学形态 · 见表 5-1。如是混合型，将占优势体积的组织学形态写在前面，后面写大于号及另一个组织学形态，如 tub1>pap，指高分化腺癌占优势，还有部分是乳头状腺癌。而 ≫ 指前者的体积远大于后者。

表 5-1　组织学形态

well differentiated SCC	高分化鳞状细胞癌
moderately differentiated SCC	中分化鳞状细胞癌
tub1	高分化腺癌
tub2	中分化腺癌
por	低分化腺癌
sig	印戒细胞癌
pap	乳头状腺癌

2. 浸润深度 · 见表 5-2。如有黏膜下层浸润，应当注明浸润最深处距离表层的距离，如 SM1，400 μm。

表 5-2　浸润深度

T1 (M)	黏膜内
T1a-EP (M1)	黏膜上皮层
T1a-LPM (M2)	黏膜固有层
T1a-MM (M3)	黏膜肌层
T1b (SM)	黏膜下层
SM1	黏膜下层浅层（食管 <200 μm，胃 <500 μm，结直肠 <1 000 μm）
SM2	黏膜下层深层（食管 >200 μm，胃 >500 μm，结直肠 >1 000 μm）

3. 淋巴管浸润 · 见表 5-3。

表 5-3　淋巴管浸润

无淋巴管浸润	Ly 0
有淋巴管浸润	Ly 1

4. 静脉浸润 · 见表 5-4。

表 5-4　静脉浸润

无静脉浸润	v 0
有静脉浸润	v 1

5. 水平切缘·见表 5-5。

表 5-5　水平切缘

水平切缘阴性	LM (−)
水平切缘阳性	LM (+)

6. 垂直切缘·见表 5-6。

表 5-6　垂直切缘

垂直切缘阴性	VM (−)
垂直切缘阳性	VM (+)

7. 术后肉眼形态（pType）·见表 5-7。病灶如有溃疡或溃疡瘢痕，须注明溃疡深度。

表 5-7　术后肉眼形态

UL-Ⅰ	组织缺损仅限于黏膜内
UL-Ⅱ	组织缺损越过黏膜肌层达到黏膜下层
UL-Ⅲ	组织缺损达到固有肌层
UL-Ⅳ	组织缺损穿透固有肌层

8. 病灶位置·见表 5-8。

表 5-8　病灶位置

Ce	颈段食管
Te	胸段食管
Ae	腹段食管
U	胃上部
M	胃中部
L	胃下部
Less	胃小弯
Gre	胃大弯
Ant	胃前壁
Post	胃后壁

第三节
ESD 术后随访策略

　　癌前病变在行 ESD 后须按以下时间点进行内镜随访：术后第 1 年及第 2 年各行内镜检查 1 次，以后每 3 年 1 次连续随访。

　　早癌内镜治疗后，术后 3、6、12 个月定期内镜随访，并进行肿瘤指标和相关影像学检查。无残留或复发者以后每年 1 次连续随访，有残留或复发者视情况继续行内镜下治疗或追加外科手术切除，每 3 个月随访 1 次，病变完全清除后每年 1 次连续随访（图 5-6~ 图 5-9）。

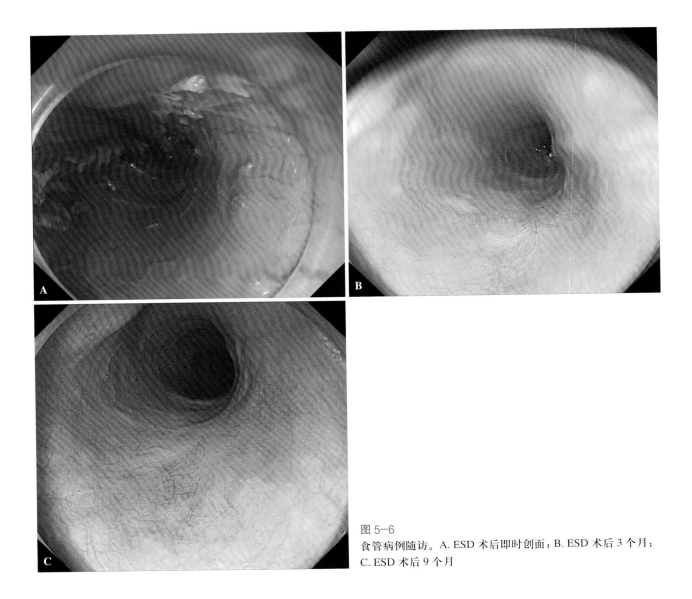

图 5-6
食管病例随访。A. ESD 术后即时创面；B. ESD 术后 3 个月；C. ESD 术后 9 个月

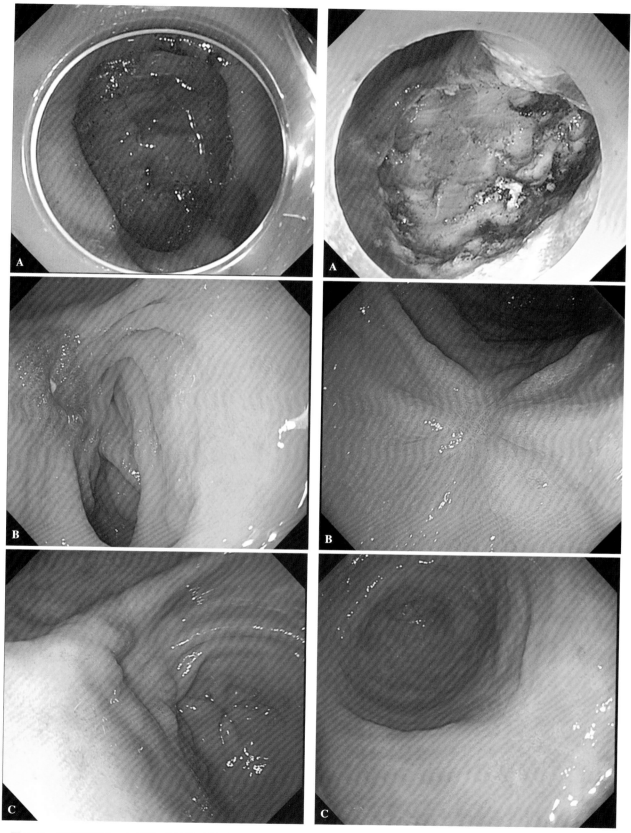

图 5-7　胃病例随访。A. ESD 术后即时创面；B. ESD 术后 3 个月；C. ESD 术后 6 个月

图 5-8　胃病例随访。A. ESD 术后即时创面；B. ESD 术后 3 个月；C. ESD 术后 1 年

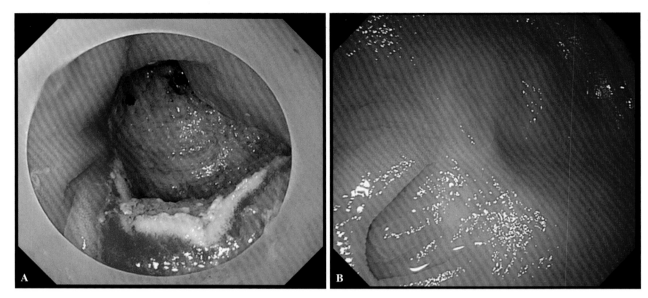

图 5-9   结肠病例随访。A. ESD 术后即时创面；B. ESD 术后 6 个月

参考文献

［1］小山恒男. 关于病理诊断的说明 [M]// 胃癌 ESD 术前诊断. 王亚雷，王川，金仁德，译. 沈阳：辽宁科学技术出版社，2015:5.

［2］Nagata K, Shimizu M. Pathological evaluation of gastrointestinal endoscopic submucosal dissection materials based on Japanese guidelines[J]. World J Gastrointest Endosc, 2012, 4 (11): 489-499.

［3］张澍田. 消化道早癌蓝激光成像技术诊断图谱 [M]. 北京：人民卫生出版社，2017:294-295.

［4］内镜黏膜下剥离术专家协作组. 消化道黏膜病变内镜黏膜下剥离术治疗专家共识 [J]. 中华胃肠外科杂志，2012, 15 (10): 1083-1086.

第六章
消化道早癌 ESD 治疗配合

第一节
ESD 治疗的麻醉管理

ESD 麻醉通常需要麻醉医生在消化内镜室进行工作，属于手术室外的麻醉（out operating room anesthesia），且经常需要采取气管内全麻，是麻醉科医师面临的极具有挑战性的工作，原因如下：① 门诊的患者及家属往往认为患者只是睡一觉，而不是麻醉，从而对麻醉的高风险缺乏足够的认识；② ESD 场所往往没有实施麻醉的基本设备和充足的人手，使麻醉的实施及其并发症的预防和抢救不能有效地进行；③到手术室外实施麻醉的麻醉科医师都是孤军作战，遇紧急情况时无内行帮助，很难实施有效的抢救；④由于患者及家属对 ESD 麻醉缺乏正确的认识，故对由此而发生的意外无法接受，往往是麻醉医疗纠纷的根源。因此，为了避免麻醉科及兄弟科室医护人员和医院陷入不必要的医疗纠纷，麻醉科有必要和相关科室一起制订 ESD 麻醉的常规。

一、ESD 麻醉前的准备

（1）申请 ESD 的科室应在麻醉前一天将麻醉申请单送交麻醉科。由高年资麻醉主治医师以上职称人员负责主麻，以提高医疗质量。

（2）实施 ESD 麻醉者于手术前一天到病房访视患者，详细了解病情，进行必要体检，如发现术前准备不足应向 ESD 医师建议和补充实验室检查或特殊检查，并商讨最佳手术时机。

（3）估计患者对手术和麻醉的耐受力，进行 ASA 评级，重点评估气道条件，根据 ESD 手术部位选定麻醉方法。

（4）向患者家属介绍病情和麻醉有关情况，填写麻醉知情同意书，并办理家属或患者本人签字手续。

（5）叮嘱患者从预计麻醉开始的前 6 小时起禁食、禁水。

（6）实施 ESD 麻醉者应提前检查麻醉所需物品、药品、设备是否齐全和完好：主要包括呼吸机、大小合适的面罩、喉镜（尽量准备可视喉镜）和大小合适的气管导管、心血管复苏药品。所有 ESD 麻醉都要求具备吸氧、吸引器、血压、心率、SpO_2、心电图监测、呼气末二氧化碳（$ETCO_2$）监测以及开放静脉的条件下才能进行。

二、ESD 麻醉方式选择的基本原则

根据手术部位及患者对麻醉的耐受力，与 ESD 医生共同协商决定麻醉方式，通常有以下两种麻醉方式：①镇静（不插管）：直肠 ESD；②全身麻醉（插管）：上消化道 ESD；结肠 ESD。

（一）镇静麻醉

静脉给予麻醉药物，让患者在短暂的睡眠或镇静状态下安全地进行治疗。可选择丙泊酚（异丙酚）

或咪达唑仑（咪唑安定），辅用阿片类药物（如芬太尼）。丙泊酚用量为负荷量 1~1.5 mg/kg 静脉滴注，维持剂量 2~5 mg/（kg·h）静脉滴注。常用药物如下。

（1）丙泊酚（异丙酚，propofol）：为新型短时的无镇痛作用的静脉麻醉药，起效快，静脉滴注丙泊酚 1~2 mg/ kg 后 0.5~1 min，患者入睡，即可开始检查，必要时可分次静脉追加 0.3~0.5 mg/kg。药物半衰期 2~4 min，作用时间短，停药后 5~14 min 清醒并能回答问题，是迅速而平和的静脉麻醉药物，用于多种侵袭性检查。丙泊酚具有心肌抑制和外周血管扩张作用，应缓慢注射，否则会引起心率下降的不良反应。

（2）芬太尼（fentanyl）：是目前最常用的麻醉性镇痛药，作用强度是派替啶的 200 倍，由于脂溶性强，起效快，作用时间短，肌内注射 0.1 mg 后 3~5 min 起效，静脉注射后 1 min 起效，一般剂量不会引起呼吸抑制，反复应用可有积蓄而发生呼吸抑制。为增强镇静和镇痛效果，可与丙泊酚合用，配方比例为芬太尼 0.1 mg：丙泊酚 5 mg。芬太尼族中的舒芬太尼作用强度是芬太尼的 5~10 倍，持续时间是它的 2 倍，心血管状态稳定，更适合老年患者。

（二）全身麻醉（经口插管）

诱导常以麻醉性镇痛药、肌松药和苯二氮䓬类等药物联合应用，气道管理可选用气管内插管，麻醉维持可以用静脉丙泊酚或吸入药物。全身麻醉要素包括镇静、遗忘、镇痛、肌松、减轻应激反应。

1. 分期 · 全麻由三个过程组成，即诱导、维持、恢复阶段。

（1）诱导期：麻醉诱导的目的是使患者从清醒的状态转变为麻醉状态的过程。通常使用静脉全麻药、镇痛药、肌松药等，患者在几分钟之内发生如下变化：由意识清醒状态到意识消失；呼吸从 16~20 次 / 分到呼吸停止，此过程需要气管插管（使用一种气管导管插入肺内，用呼吸机代替患者的呼吸）；痛觉存在到消失等。这期间患者生命功能发生较大变化，需严密监测，随时准备处理发生的情况（图 6-1）。

（2）维持期：诱导期过后，ESD 医生开始操作，诱导期麻醉药只能维持较短的时间，在手术中要不断应用麻醉药物以维持一定的麻醉深度。通常有静脉全麻药、吸入全麻药等，根据麻醉深度和药物对患者的影响调整用药。在维持期进行监测，随时观察手术操作对患者生命的影响，必要时进行治疗，以确保患者的生命安全（图 6-2）。

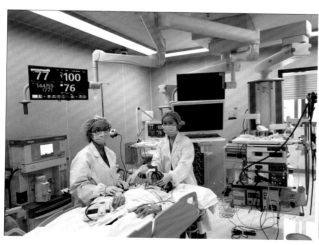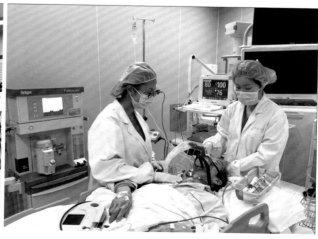

图 6-1　诱导期

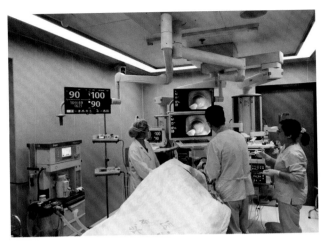

图 6-2　维持期

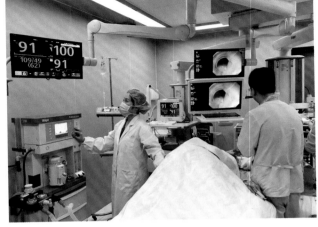

图 6-3　ESD 麻醉期间的观察

（3）恢复期：手术结束后，患者进入恢复期。麻醉药物将被停止使用，一些药物将被用来逆转麻醉药物的作用。在麻醉恢复室，患者意识将逐渐恢复，患者的生命症状仍被持续监护，一些药物用来减少不适，当患者的呼吸功能恢复较好时拔除气管导管。患者感受到疼痛时，进行术后疼痛治疗。

2. 常用药物

（1）吸入性麻醉药物：氧化亚氮、氟烷、恩氟烷、异氟烷、七氟烷、地氟烷等。

（2）静脉麻醉药物：巴比妥类（硫喷妥钠、苯巴比妥等）、阿片类（吗啡、芬太尼、阿芬太尼、苏芬太尼、雷米芬太尼等）、丙泊酚、氟哌利多、苯二氮䓬类（地西泮、咪达唑仑等）、氯胺酮、依托咪酯等。

（3）肌肉松弛药：非去极化肌松药（管箭毒、泮库溴铵、阿曲库铵、维库溴铵等）、去极化肌松药（如琥珀胆碱）。

三、ESD 麻醉期间的观察、监测和记录

（一）观察

由于在手术室外进行麻醉，ESD 更加需要安全而严密的监测，无论是全身麻醉还是静脉麻醉，整个过程中，麻醉人员必须全程在场，以便针对患者瞬息万变的病情提供持续的监护和必要的麻醉处置（图 6-3）。

（二）监测

麻醉过程中，需对患者的氧合、通气、循环和体温进行持续的监测和评估，具体监测项目为：血压、心电图、氧饱和度、呼气末二氧化碳、尿量。所有患者均应至少每隔 5 分钟测定血压。整个麻醉过程中均应持续监测脉搏血氧饱和度，全麻 ESD 患者均应持续监测心电图。

对于预计麻醉过程中可能出现体温波动或先期出现体温变化的患者均应进行体温监测。

如患者情况较重，在条件允许范围内监测中心静脉压、动脉血压及血气。

（三）记录

麻醉记录和手术室内麻醉一样，应及时观察病情并记录麻醉单。麻醉后应做出客观的麻醉总结并按麻醉科规定收麻醉费和材料费。

四、ESD 结束后患者的转运

ESD 手术结束后须送入胃肠镜复苏室内观察监护半小时以上，常规给患者吸氧，监测心电图、血氧饱和度、无创血压。气管插管患者，待呼吸完全恢复正常、患者清醒、循环基本稳定、无特殊情况，即可拔除气管导管。患者移出苏醒室前，应记录患者苏醒程度及生命体征情况。由麻醉护士护送患者返回原病房并向病房护士详细交代病情，并移交病历。

患者离开苏醒室的标准：

（1）全麻者需完全清醒，恢复知觉，能正确辨别时间和地点。
（2）呼吸道通畅，呼吸交换量满意，无呕吐及误吸危险。
（3）全麻后四肢能自主活动。
（4）循环功能稳定。

五、ESD 麻醉的并发症及处理

呼吸系统、循环系统、其他问题的处理流程见表 6-1~ 表 6-3。

表 6-1 呼吸系统常见并发症原因及处理

常见类型	常见原因	处理原则
血氧饱和度下降	• 呼吸抑制	• 单手托举下颌，同时予面罩吸氧，一般在数秒内恢复正常
舌后坠引起气道梗阻	• 患者本身常伴打鼾史，舌体肥厚，声门高，颈短	• 双手托举下颌角，以减少呼吸不畅，同时也可顺利进镜 • 若长时间托举下颌角不能缓解梗阻，可用口咽通气道或紧急气管插管
气道不通畅	• 气道分泌物过多造成	• 使用负压吸引咽喉部或气管内分泌物
喉痉挛	• 反流的胃内容物、分泌物对气道的刺激	• 面罩加压，纯氧吸入，轻提下颌可缓解轻度喉痉挛；立即停止一切刺激和手术操作；清除口咽部分泌物，保持呼吸道通畅。对于重度喉痉挛亦可应用琥珀胆碱 1~1.5 mg/kg 静脉滴注后行气管插管
支气管痉挛	• 反流的胃内容物、分泌物对气道的刺激 • 患者本身存在哮喘、呼吸道感染、慢性阻塞性肺疾病、慢性支气管炎等	• 面罩加压，纯氧吸入 • 加深麻醉，静脉补充异丙酚 30~50 mg • 使用解痉药物：如安塞玛、β 受体激动剂、地塞米松等缓解痉挛
反流误吸	• 禁食水时间不够 • 原发疾病：胃流出道梗阻、胃食管反流、肠梗阻、有症状的食管裂孔疝、大量腹水或盆、腹腔巨大肿物引起腹内压增高	• 停止手术操作，调整体位：头低侧卧位，保持呼吸道通畅 • 清理吸引咽喉及气管分泌物 • 纯氧吸入
肺栓塞	• 恶性肿瘤　• 心脏瓣膜病 • 血液病　　• 肥胖 • 下肢静脉曲张　• 盆腔或下肢肿瘤 • 长期卧床　　• 长期口服避孕药	• 及早进行呼吸循环支持：气管插管机械通气，出现右心功能不全可用多巴酚丁胺或多巴胺维持血压

表 6-2　循环系统常见并发症原因及处理

常见类型	常见原因	处理原则
低血压	• 静脉麻醉药物降低血管张力 • 禁食水或清洗肠道引起的低血容量 • 其他心源性低血压	• 重新证实血压数值 • 立即停止静脉麻醉药物 • 补充血容量 • 使用血管收缩药物如麻黄碱 10~30 mg 静脉推注 • 若为心源性低血压，针对具体原因作相应处理，如增强心肌收缩力、纠正心律失常、改善心肌供血或解除心脏压塞等
心律失常 窦性心动过速	• 麻醉过浅 • 低血容量、低血压 • 高碳酸血症等	• 去除病因，加深麻醉，血压正常者可用艾司洛尔缓慢静脉注射
窦性心动过缓	• 阿片类麻醉药物作用 • 迷走神经张力增高：肠镜进入后对肠道的牵拉反应	• 血压正常或心率>50 次/分，暂不处理，加强检测。<50 次/分，可用阿托品 0.3~0.5 mg 静脉推注
房性期前收缩	• 存在心脏基础疾病 • 高碳酸血症、低氧血症 • 浅麻醉至儿茶酚胺水平增高	• 一般不需处理 • 必要时普罗帕酮、胺碘酮或维拉帕米 5~10 mg 静脉推注
室性期前收缩	• 存在心脏基础疾病 • 高碳酸血症、低氧血症 • 浅麻醉至儿茶酚胺水平增高	• 偶发者，加强观察，不予处理 • 去除病因和诱因 • 利多卡因 50~100 mg，静脉注射，最大剂量 2 mg/kg
室上性心动过速（室上速）	• 存在心脏基础疾病 • 高碳酸血症、低氧血症 • 浅麻醉至儿茶酚胺水平增高	• 不需要治疗 • 去除病因及诱因 • 维拉帕米 3~5 mg 静脉推注，毛花苷 C（西地兰）0.2~0.4 mg 静脉注射，艾司洛尔 1~2 mg 静脉注射，预激综合征合并室上速者不宜用洋地黄、维拉帕米
房颤	• 存在心脏基础疾病 • 高碳酸血症、低氧血症 • 浅麻醉至儿茶酚胺水平增高	• 若不影响血液动力学，不需治疗，严密动态观察 • 治疗目的是控制心室率或转复心律。洋地黄类药物如毛花苷 C（西地兰）静脉推注 0.2~0.4 mg 可达到控制室率、改善循环、纠正或预防心力衰竭的疗效 • 应注意是否有缺氧、二氧化碳蓄积、贫血、低钾血症或低镁血症等情况，应予纠正
心肌缺血	• 麻醉过浅，疼痛可致体内儿茶酚胺释放增加，引起周围血管阻力增加而使心脏后负荷升高、心率加快、心肌氧耗量增加 • 血压过低或过高，影响心肌供血 • 快速性心律失常，影响心肌供血	• 去除病因 • 改善血压及心律失常 • 硝酸甘油从 1 μg/(kg·min) 开始静脉泵入，根据血压及 S-T 段变化调整
心搏骤停	• 发生在严重心律失常的基础上，尤其是冠心病的急性心肌梗死和急性心肌炎 • 电解质的紊乱：高钾血症、低钾血症、严重的酸中毒都可促使心搏骤停 • 过敏性休克	• 及时纠正病因 • 及时心脑肺复苏

表 6-3　其他常见并发症及处理

常见类型	常见原因	处理原则
麻醉药物过敏反应	• 丙泊酚过敏反应为苯环和双异丙基侧链所致。极为少见	• 纠正循环呼吸障碍 • 肾上腺素是治疗过敏性休克的首选药 • 肾上腺糖皮质激素的使用：抗休克及免疫抑制作用
静脉炎	• 文献报道：丙泊酚静脉炎的发生率低于 1%，动物模型证实丙泊酚不损伤血管平滑肌和内皮	• 通过较大静脉给药，避免使用背部小静脉

意识不清（脑梗死等）、心肌梗死等、肺梗死等危重事件：立即通报主任到场，向医务部门汇报，相关科室会诊，检查并处理。

第二节
ESD 治疗的护理配合

（一）环境布局

（1）诊室环境必须布局合理、宽敞通风，治疗床在诊室正中位置，内镜主机、电外科设备和操作台在操作者右侧，显示器、监护仪、麻醉机器等在操作者左前侧。电外科设备的脚踏板、图像采集的脚踏板、冲洗设备的脚踏板均有序放置在操作者脚边。

（2）助手操作台的布局合理，方便助手拿取交换附件、提高效率。

（3）诊室每日早晚消毒液擦拭、紫外线照射消毒，所有仪器、设备、治疗台车定期清洁并用消毒剂擦拭。

（二）助手准备

（1）素质要求：穿戴整洁的服装和鞋帽，佩戴口罩，做好自身防护措施。

（2）对患者的综合情况进行评估，必要时留置导尿。下消化道手术患者更换特殊肠镜检查裤（华东医院消化内镜室顾幼敏老师专利设计）。

（3）做好心理护理，根据 ESD 手术部位合理安置患者体位，上消化道 ESD 常规采取左侧卧位，结直肠 ESD 可以根据病灶位置进行调整，让病灶不要处于重力的最低处，避免 ESD 剥离时在病灶周围积水，导致操作难度增加。予以术前用药（比如消旋山莨菪碱）。

（4）协助麻醉师做好插管工作，保护好患者体位，避免压迫肢体，影响肢体回流，造成损伤。检查各个管路是否放置妥当，保持管路通畅。

（三）术前准备

1. 评估患者 · 询问患者是否有前列腺肥大及青光眼史；检查凝血功能及血小板情况；询问是否有近期服用抗凝剂以及停药情况。

2. 用物准备 · 连接好内镜主机电源，上消化道 ESD 需准备放大胃镜 GIF-H260Z 和治疗用内镜 GIF-260J，下消化道需准备放大肠镜 CF-H206Z 和治疗用 PCF-Q260J，分别在两根镜子上戴好内镜先端帽，注意透明帽的开口方向。

连接好各个操作仪器的电源线（包括心电监护、冲水泵、电外科设备 ERBE VIO300D 等），检查仪器工作状态，调整到合适模式（图 6-4）。

连接电外科设备的电极板，注意避开其他金属物件（比如心电监护极片等）。准备好所有 ESD 术所需一次性操作器械和消毒物品，包括 OLYMPUS 注射针（NM-400U-0423）、Hook 刀（KD-620UR）、

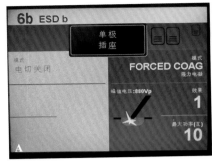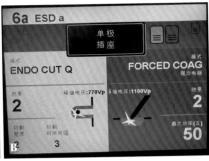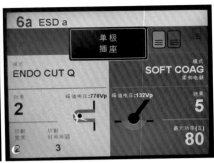

图 6-4　ERBE VIO300D 各工作模式。
A. 凝固模式；B. 切断模式；C. 止血钳电凝模式

IT2（KD-611L）、Daul 刀（KD-650L、KD-650Q）、Coagrasper（FD-410LR、FD-411UR）、富士高频电极 Flush 刀（DK2618JN15 和 DK2618JN20）。Flush 刀需连接冲水泵和生理盐水容器，用于术中黏膜下注射。检测各管路和器械的连接是否通畅，呈备用状态。

3. 准备好各类术中用药

（1）术前需静脉推注盐水山莨菪碱 10 mg（麻醉师协助推注），禁忌证为青光眼和前列腺肥大者。

（2）染色剂：食管上皮性肿瘤需备用卢戈液，胃和结直肠上皮性肿瘤备用 0.2% 靛胭脂溶液 20 ml，非上皮性肿瘤一般不用染色剂。

（3）配制黏膜下注射液：0.9%NaCl 10 ml+10%NaCl 10 ml+ 透明质酸钠 2 ml。

（4）上消化道冲洗液配制：500 ml 生理盐水 + 西甲硅油 1 ml。

（5）下消化道肠腔冲洗液配制：1 000 ml 生理盐水 +PEG 溶液（和爽）一包 + 西甲硅油 1 ml。

（6）其他用物：酒精纱布，泡沫板，大头针，10% 中性缓冲福尔马林，标本瓶，测量尺，副送水管，以及备用内镜注水注气按钮、吸引按钮、活检孔道活塞。

（四）ESD 术中配合

1. 放大观察并标记·上消化道 ESD 术前需要使用放大胃镜观察病灶，并在病灶周围用器械进行标记范围，一般使用 Daul 刀、针状刀、APC、Flush 刀等。

2. 黏膜下注射·标记完病灶后使用注射针进行黏膜下注射，注射液提前配制好，注射前先排气，注射以病灶标记点周围开始，然后一边注射一边进针，确定没有血肿继续注射，一般注射至病灶完全抬起。

3. 切开·使用 Flush 刀或者 Daul 刀切开黏膜，一边切开一边使用电凝模式对黏膜切开时切断的横行的交通支血管进行止血，以免出血量多，以后再寻找出血点困难。

4. 剥离·边缘切开后开始剥离，剥离的过程中不断追加黏膜注射（使用 Flush 刀时可以直接进行黏膜下注射），保持黏膜层完全抬起、解剖层次清晰，随时预防出血或有效地止血。配合医生快速熟练地更换器械，及时清理器械，调整高频电发射器的参数。如果使用 Hook 刀的时候，需要调节刀头方向，通过旋转刀柄来调整钩子方向，一般钩子的方向与基底方向垂直朝上。

5. 电凝止血·在病灶完全剥离下来后，需使用 Coagrasper 电凝止血，注意高频电切割器调整到柔和电凝模式（soft coagulation）。止血过程中，需要旋转手柄控制止血钳方向，一般与出血点保存水平方向，止血后停顿数秒再缓慢释放止血钳，交换器械时及时清理钳头，可以用酒精纱布擦拭。

6. 金属夹的配合·部分病灶因为位置等原因需要金属夹加牙线配合牵引病灶，此外金属夹常用于闭合黏膜面破损。常用金属夹分两种，一种为 Olympus EZ Clip，夹子一次性使用，手柄可反复使用，此夹子一旦夹闭不可张开调整；另一种为 Boston Resolution™ 金属夹，此夹子整体为一次性使用，不需要安装，可反复张开和闭合。曲镜、倒镜会增加操作的难度，助手需注意调整夹子方向和保持夹子装置的平直，精准地配合好医生的操作。更换和交替夹子时动作娴熟、配合默契。下消化道 ESD 时，还可以使用金属夹配合钓鱼线闭合伤口。注意最后闭合完毕时，使用内镜剪刀剪断钓鱼线取出。

7. 取出标本的配合·标本一般较大时，为保持标本的完整，方便评估病灶，可使用取标本网篮取出标本，注意力度，切勿损坏标本，通过病灶狭窄处和患者口咽部时，注意放慢速度，防止标本掉落。

8. 留置胃管配合·上消化道 ESD 术后需留置胃管观察病灶出血状况，一般在内镜观察下插入胃管，插入深度以距离病灶 3~5 cm 为宜，切勿越过病灶，以免摩擦伤口引起出血，妥善固定胃管。返回病房后连接胃肠减压器。

9. 标本的处理·病灶需黏膜面向上，医生一般将其展开并用大头针将病灶边缘一圈固定在泡沫板上，标记大小，在留存照片后置入 10% 中性缓冲福尔马林 24 h 后送检病理科。

（五）术后观察与处理

1. 麻醉后的常规护理·协助麻醉师观察患者生命体征，拔管后协助吸痰、调整体位、保持补液通畅、观察神志，协助麻醉师护送患者安返病房。

2. 用物处理·一次性物品全部丢弃，统一由医院销毁，内镜及夹子装置予以消毒处理。

3. 患者术后观察·一般禁食 3 天，之后温冷流质、半流质、软食，禁忌辛辣刺激性食物。术后绝对卧床休息，避免剧烈运动，避免坐浴。遵医嘱用药（质子泵抑制剂、黏膜保护剂、抗生素、肠外营养等），观察引流管，保持引流通畅，一般 3 天后开放流质仍无术后出血迹象即可拔除胃管。注意观察生命体征、观察有无腹痛和腹胀等情况。患者出院后一般建议 3 个月至半年内镜复查。提醒家属取病理报告。

第七章
病例精选

第一节
食管早癌诊断和治疗

病例 ①

· 男性，61 岁。

· 筛查发现食管平坦型病变，病理提示高级别上皮内瘤变，入院精查并 ESD 切除（图 7-1~图 7-12）。

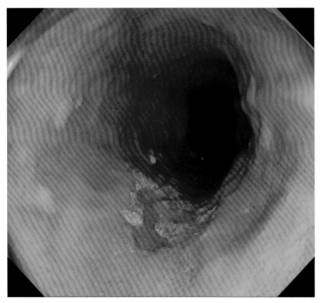

图 7-1　距门齿 28~32 cm 见平坦型病灶，
表面发红，有白色角化质

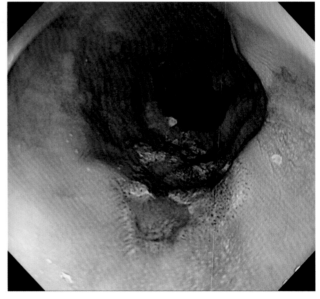

图 7-2　NBI 非放大见表面有黑色扩张的微血管

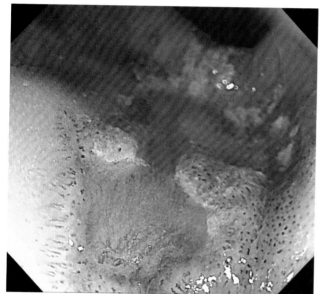

图 7-3　口侧病灶边缘处 NBI 放大内镜见拉长的、
不成襻的 A 型血管结构

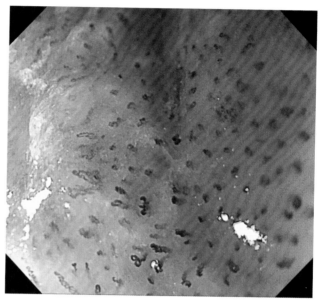

图 7-4　病灶口侧中央 NBI 放大内镜见增粗成襻的
B1 型血管结构，未见无血管区

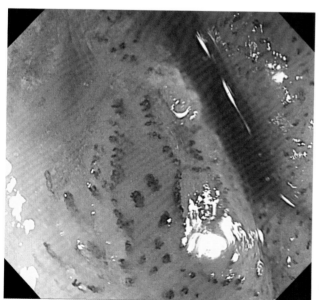

图 7-5　病灶中央部见 B1 型血管结构，未见无血管区

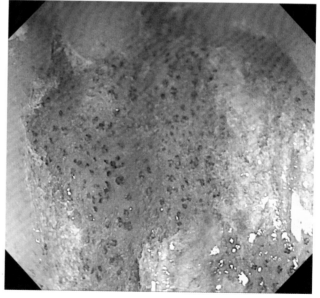

图 7-6　病灶肛侧 NBI 放大内镜见 B1 型血管结构，
部分表面有角化，未见无血管区

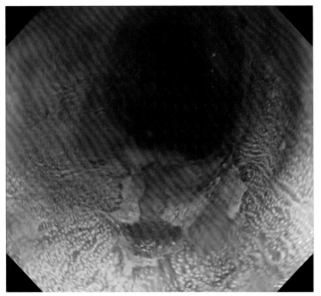

图 7-7　碘染色见碘不染区，中央有岛状深染区，未见粉红色征

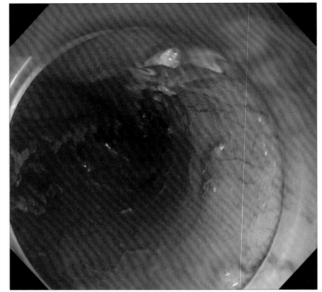

图 7-9　剥离后创面

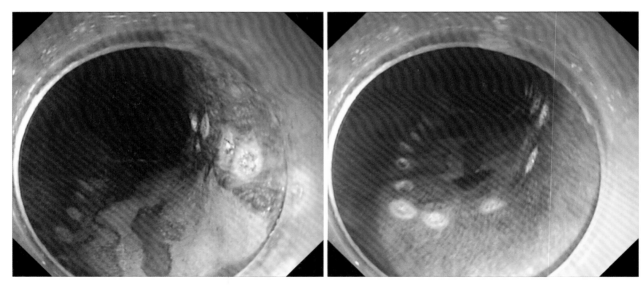

图 7-8　全周标记

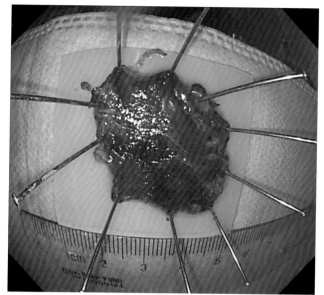

图 7-10　切除后标本

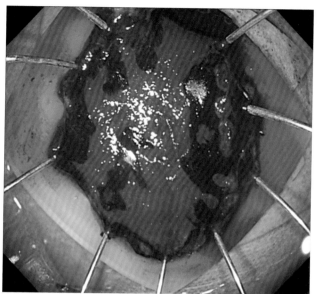

图 7-11　切除后标本碘染色确认完整切除

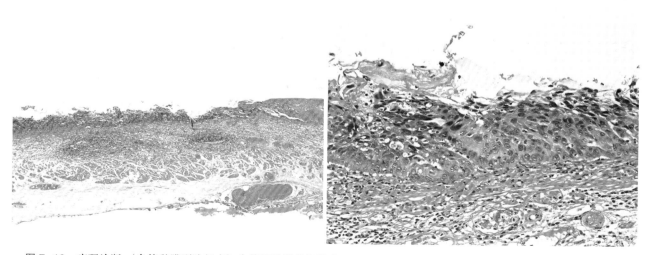

图 7-12　病理诊断：（食管黏膜剥除标本）食管原位鳞状细胞癌，32 mm×25 mm，pTis（EP），ly0，v0，LM（-），VM（-）

病例 ②

- 男, 66 岁。
- 患者无特殊不适主诉, 常规筛查 (图 7-13~ 图 7-19)。

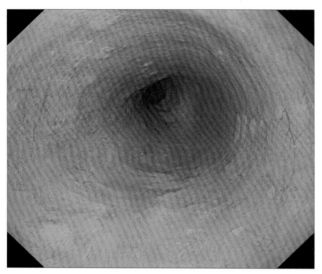

图 7-13 白光内镜见食管中段距门齿约 33 cm 黏膜粗糙, 略发红, 约 15 mm×10 mm 大小

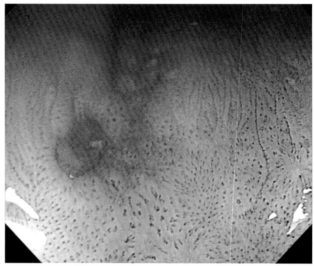

图 7-14 NBI 放大内镜见 B1 型血管, 未见无血管区

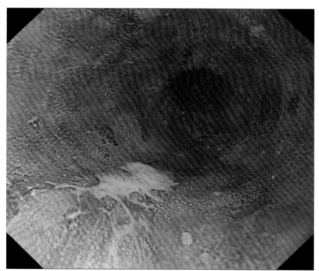

图 7-15 碘染色见碘不染区及粉红色征

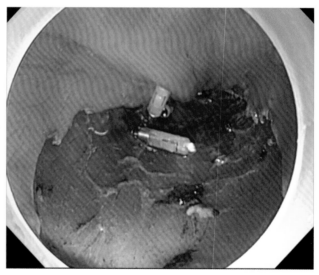

图 7-17 切除后创面, 金属夹预防穿孔

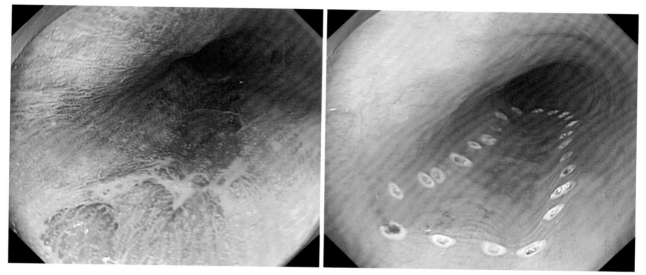

图 7-16 碘染色及标记

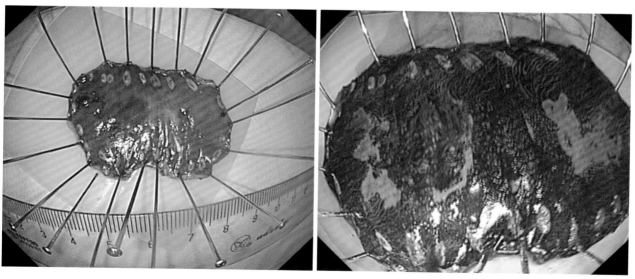

图 7-18 术后标本

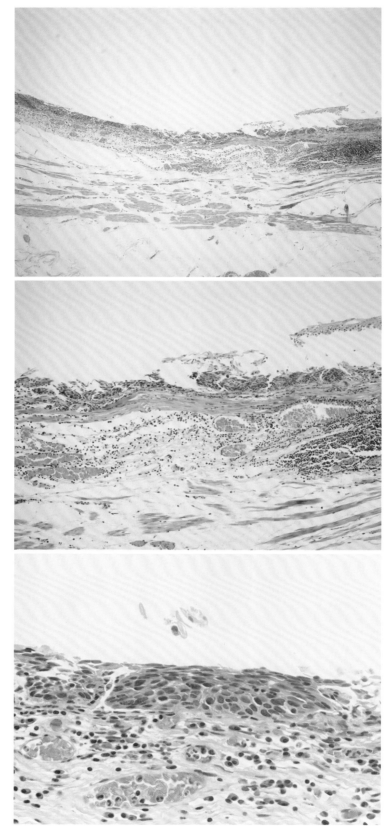

图 7-19　ESD 病理：(食管黏膜剥除标本) 食管鳞状上皮高级别上皮内瘤变，
pTis (EP), ly0, v0, LM (-), VM (-)

病 例 3

- 男，69 岁。
- 无特殊上消化道不适主诉，有长期饮食较烫食物的习惯（图 7-20~ 图 7-28）。

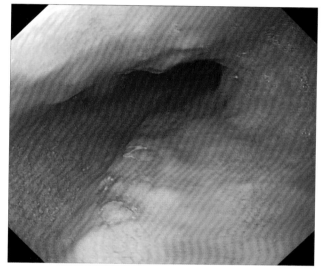

图 7-20　白光内镜：食管距门齿约 35 cm 见不规则糜烂区，表面发红，轻度凹陷

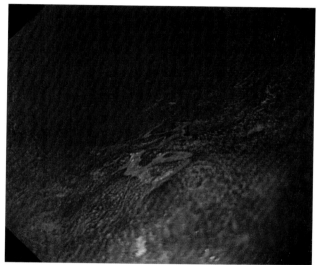

图 7-21　碘染色见不规则碘不染区，中央见岛状深染区

▶ 活检病理提示食管鳞状上皮高级别上皮内瘤变。拟行 ESD 术，但同时发现直肠远端进展期癌，因此，先行直肠癌 Miles 手术，术后常规化疗，在直肠癌术后 1 个月随访一次胃镜。

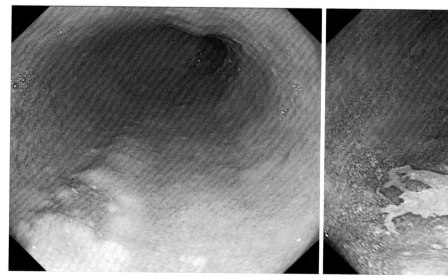

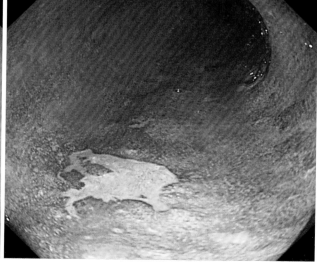

图 7-22　距发现食管高级别上皮内瘤变及直肠 Miles 术后 1 个月，病灶形态略有改变，碘染色可见明显粉红色征

▶ 在直肠癌术后 7 个月，复查胃镜。

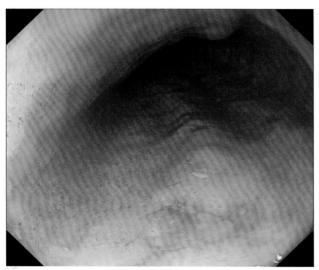

图 7-23　白光内镜发现病灶大小及形态均无明显改变

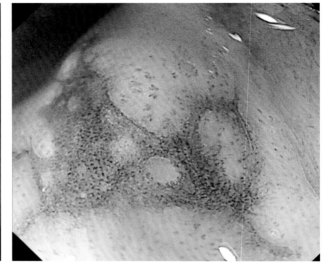

图 7-24　NBI 放大内镜见 B1 型血管，未见无血管区

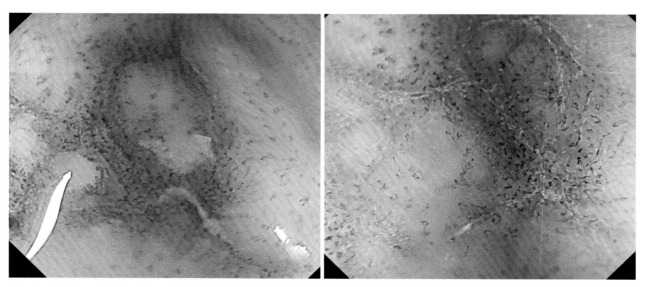

图 7-24（续）

► 择期 ESD 治疗。

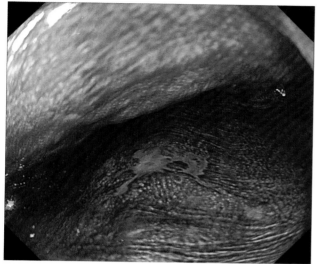

图 7-25　碘染色标记

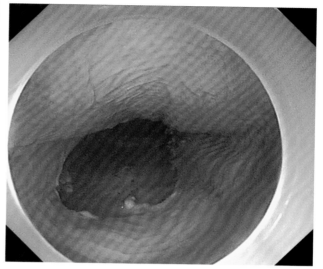

图 7-26　ESD 术后创面

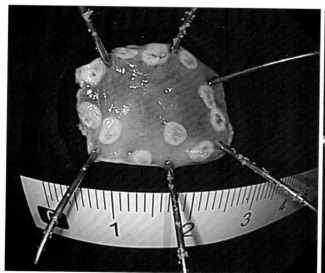

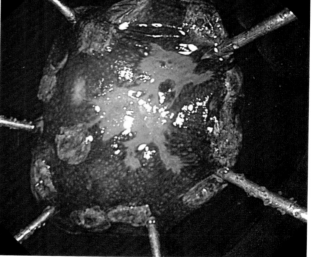

图 7-27　ESD 切除术后标本

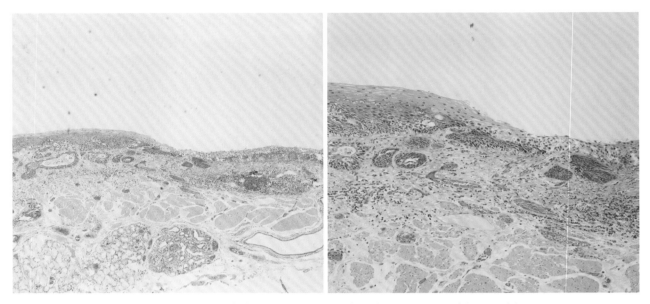

图 7-28　ESD 病理：食管鳞状上皮癌，pT1a (LPM)，ly0，v0，LM (-)，VM (-)

病例 ④

· 女，68 岁。

· 来院健康体检，无特殊上消化道不适主诉（图 7-29~ 图 7-34）。

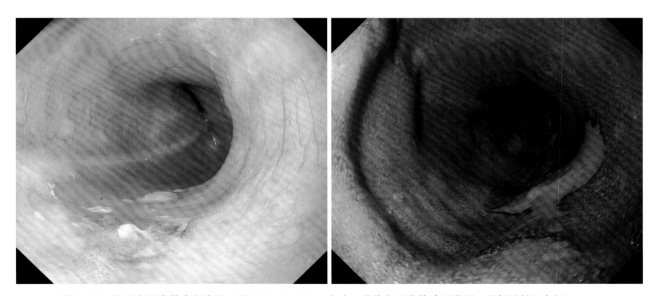

图 7-29　筛查发现食管中段糜烂，约 1.5 cm×1.5 cm 大小，碘染色见片状碘不染区，局部见粉红色征

▶ 取活检一块，活检病理提示鳞状上皮重度异型增生，癌变。择期做 NBI 放大内镜精查。

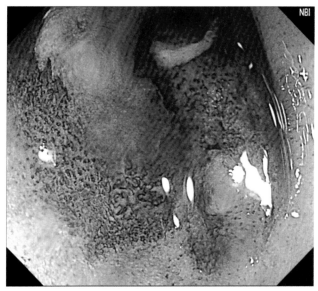

图 7-30　部分区域见 B1 型血管结构，部分区域见 B2 型血管结构，未见无血管区，估计浸润深度在 MM 或 SM1 层，有 ESD 切除指征

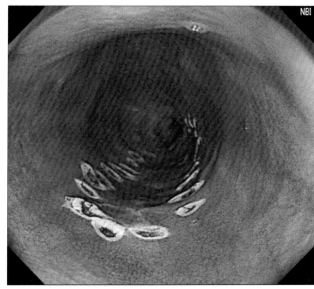

图 7-31　由于之前已经做过碘染色，再次做碘染色对病灶边界判断有一定程度的影响，故在 NBI 放大内镜下进行全周标记

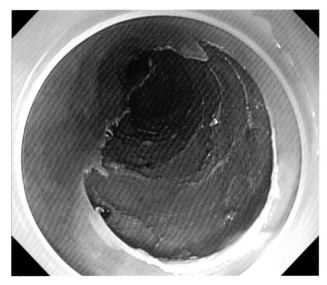

图 7-32
ESD 剥离后创面

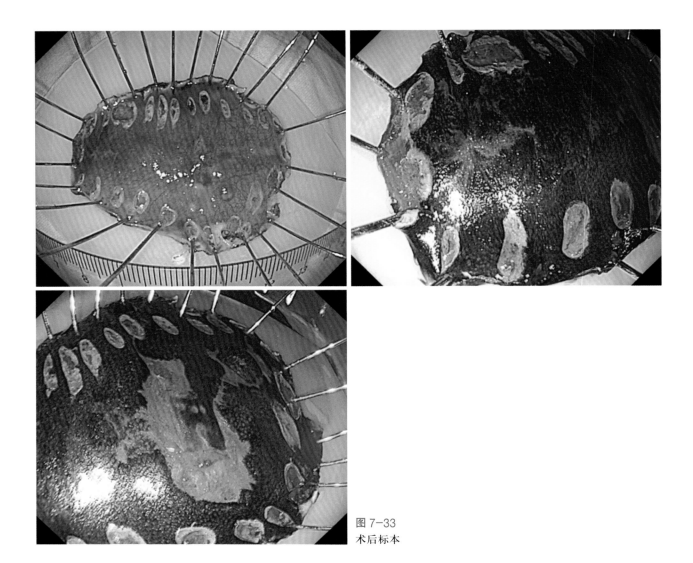

图 7-33
术后标本

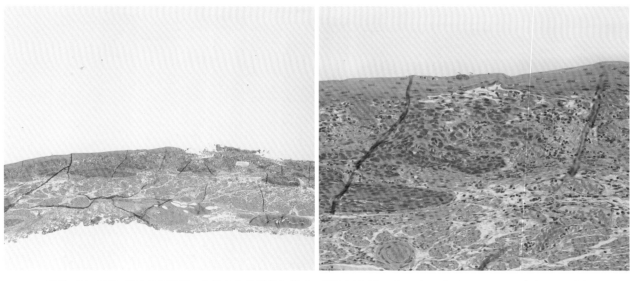

图 7-34 ESD 术后病理诊断：食管中分化鳞状细胞癌，侵犯固有膜，pT1a（MM），ly0，v0，LM（-），VM（-）

病例 5

· 男，72 岁。

· 外院筛查发现食管中段约 1.5 cm×1.5 cm 大小平坦型病灶，活检病理提示食管鳞状上皮高级别上皮内瘤变。来院精查，并行 ESD 手术（图 7-35~ 图 7-43）。

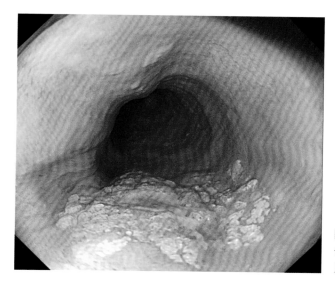

图 7-35
食管中段 Ⅱa 型病灶，表面粗糙、发红，有白色角化，中央可见活检后溃疡

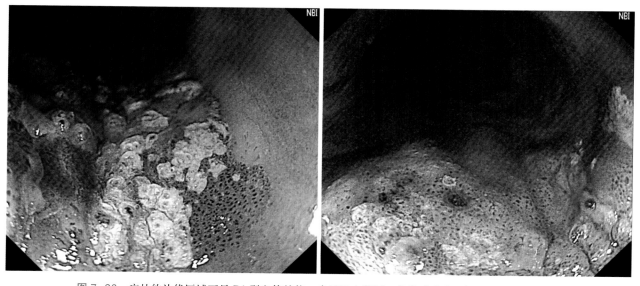

图 7-36　病灶的边缘区域可见 B1 型血管结构，未见无血管区，角化质遮盖了部分黏膜表面结构，使得部分区域的表面血管结构无法观察

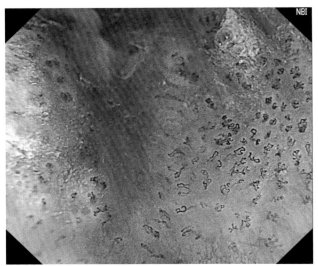

图 7-37 病灶中央区部分区域可见仍以 B1 型血管为主

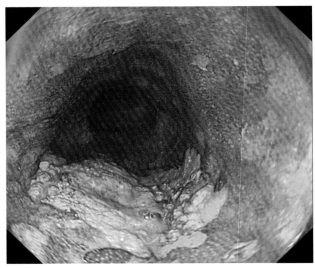

图 7-39 碘染色见片状碘不染区，口侧部分区域见粉红色征

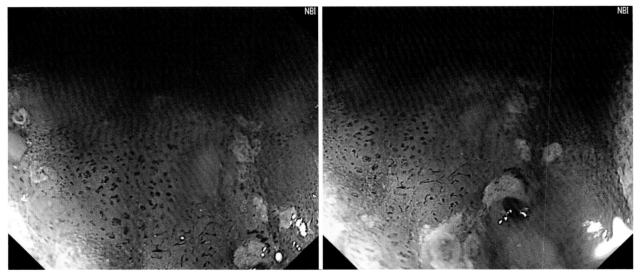

图 7-38 在活检溃疡附近区域可见少量的不成襻的类似 B2 型的血管结构，无法判断是 B2 型
血管结构还是由于活检引起的表面微结构破坏造成的，拟行诊断性 ESD

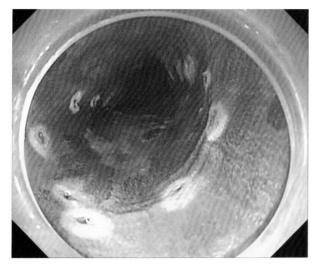

图 7-40　病灶全周标记

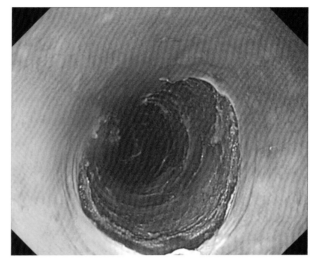

图 7-41　切除后创面

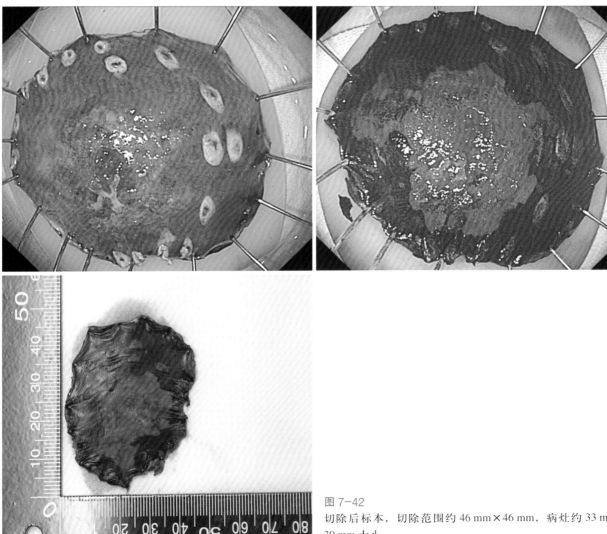

图 7-42
切除后标本，切除范围约 46 mm×46 mm，病灶约 33 mm× 30 mm 大小

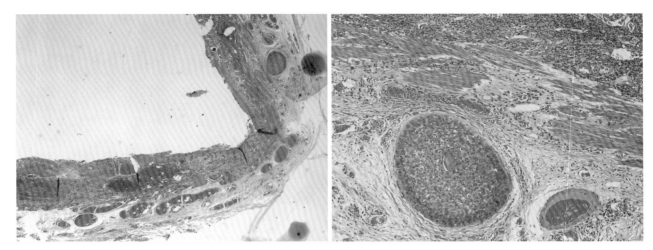

图 7-43　ESD 病理诊断：食管中分化鳞状细胞癌，部分侵犯固有膜，灶性区域侵犯
黏膜下层浅层，pT1b（LMP-SM1），ly0，v0，LM（-），VM（-）

病例 ⑥

- 男，73 岁。
- 来院体检，无特殊上消化道不适主诉（图 7-44~ 图 7-51）。

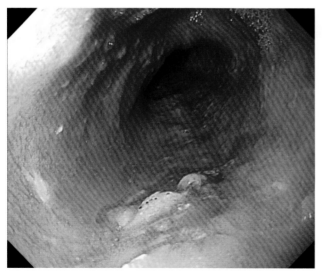

图 7-44　筛查发现食管中段平坦型病灶，约 2 cm×2 cm 大小，表面粗糙、发红，局部有结节样隆起

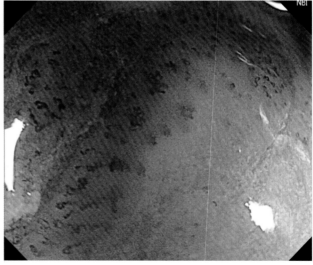

图 7-45　NBI 放大内镜见 B1 型血管结构为主

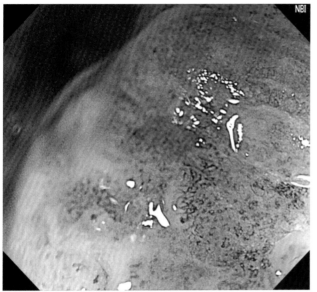

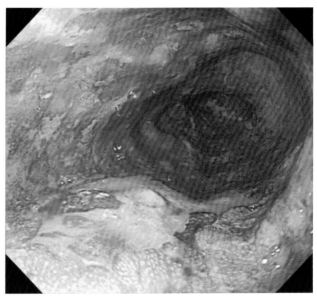

图 7-46　局部可见 B2 型血管结构，未见无血管区　　　　图 7-47　碘染色见片状不规则碘不染区，可见粉红色征

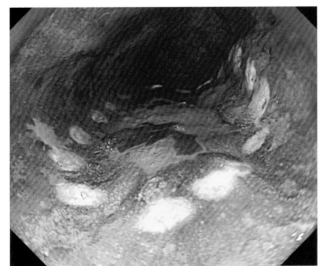

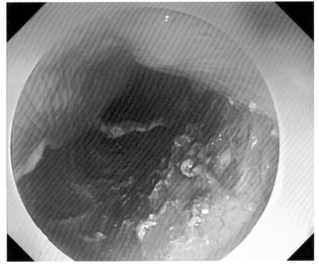

图 7-48　黏膜全周标记　　　　图 7-49　ESD 剥离后创面

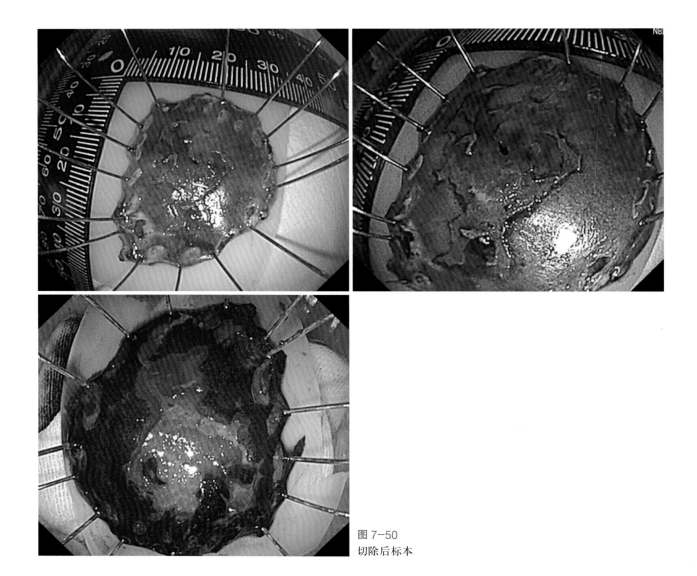

图 7-50
切除后标本

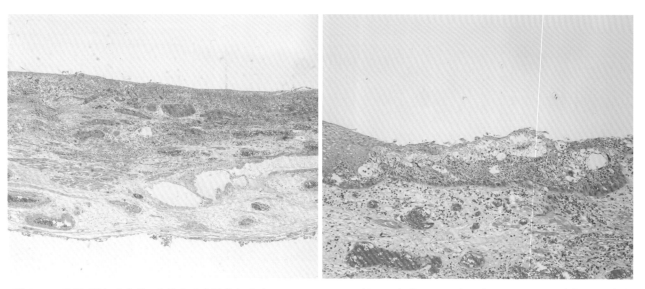

图 7-51 ESD 剥离后病理：食管中分化鳞状细胞癌，15 mm×8 mm，侵犯固有膜，pT1a（MM），ly0，v0，LM（-），VM（-）

病例 7

· 患者外院胃镜发现食管中段Ⅱa型病灶，活检病理提示中度异型增生（图7-52~图7-57）。

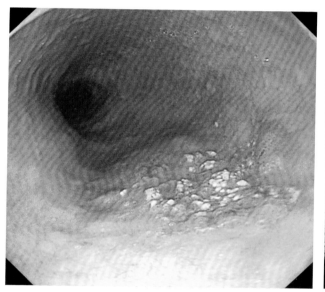

图7-52　食管中段见Ⅱa型病灶，表面发红，局部有白色角化

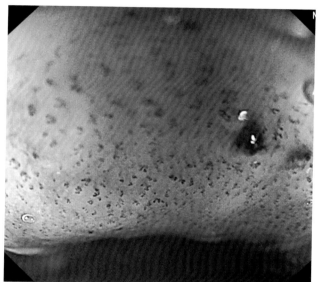

图7-53　NBI放大内镜见B1型血管结构，未见无血管区

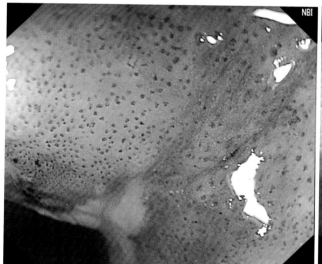

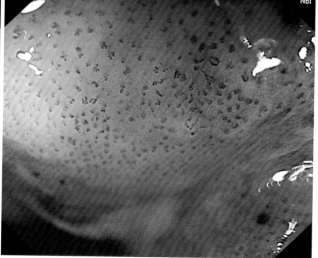

图7-53（续）

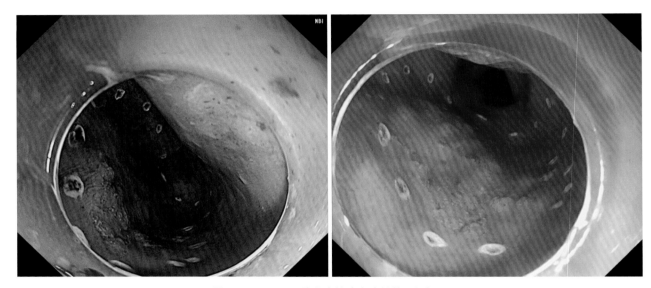

图 7-54　经 NBI 放大内镜确定边界并环周标记

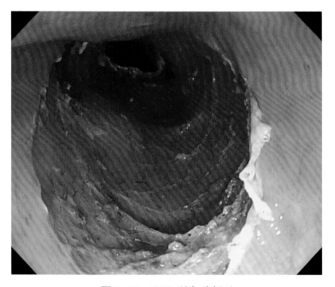

图 7-55　ESD 剥离后创面

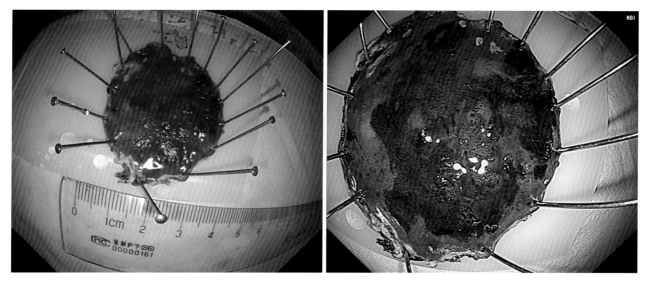

图 7-56 切除后标本

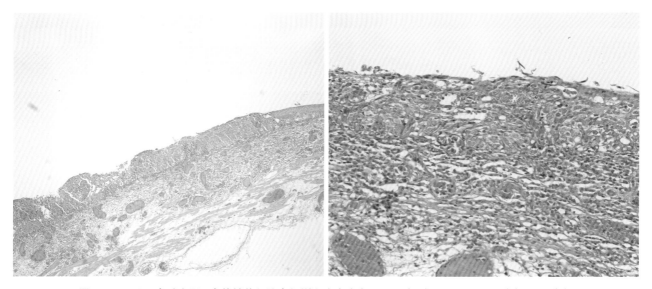

图 7-57 ESD 术后病理：食管鳞状细胞高级别上皮内瘤变，pTis（EP），ly0，v0，LM（-），VM（-）

第二节
胃早癌诊断和治疗

病例 ①

• 患者，女性，73 岁。
• 慢性萎缩性胃炎史多年，既往 HP 感染，已根除，本次因常规随访来院复查（图 7-58~ 图 7-64）。

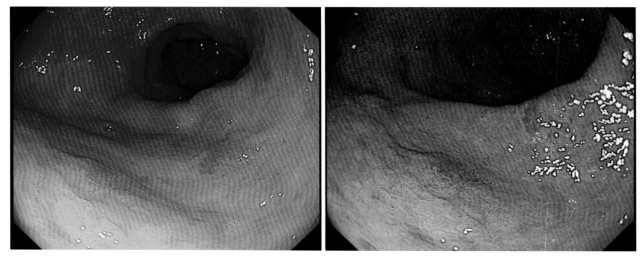

图 7-58　胃窦大弯侧可见数处黏膜发红并轻微隆起病变，即使在 NBI 下也不能肯定是否有肿瘤性病变存在

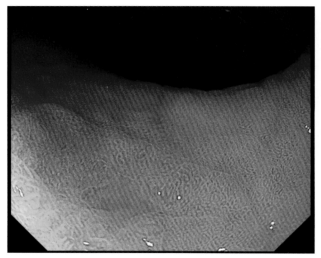

图 7-59　白光近景观察，其中一个 Ⅱa 病变，中央稍凹陷，微结构欠清

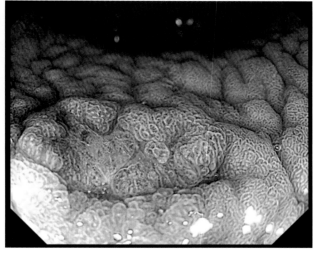

图 7-60　靛胭脂染色近景观察，病灶中央凹陷部分有染色剂残留，凹陷部分边界不规则，似有虫蚀样改变

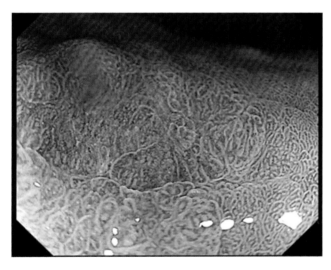

图 7-61
NBI 近景观察，病变中央微血管密度增高，微结构
呈融合绒毛状改变

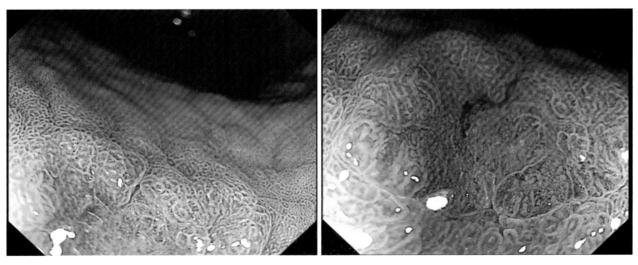

图 7-62　NBI 高倍放大观察病变，存在不规则微血管及不规则微结构，边界锐利清晰

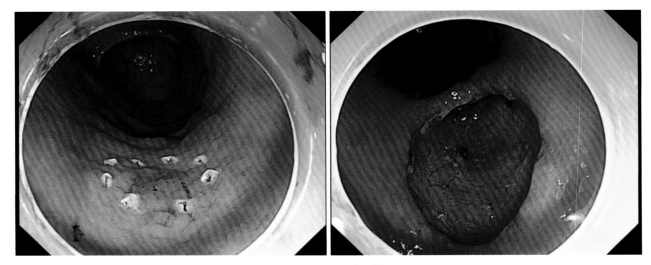

图 7-63　ESD 术图像

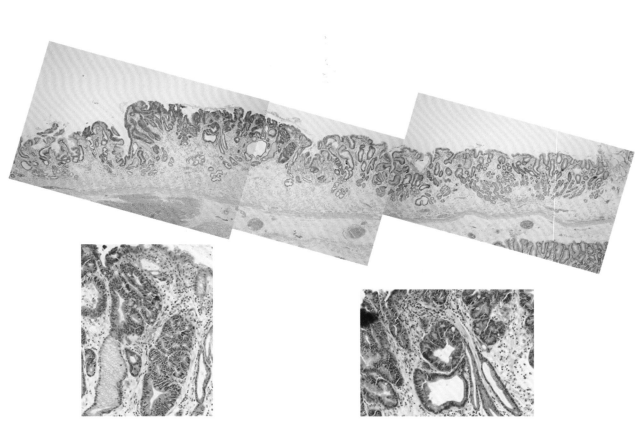

图 7-64　ESD 病理：高级别上皮内瘤变 / 原位癌，Tis，ly0，v0，LM（-），VM（-）

病例 2

- 患者，女性，62 岁。
- 因中上腹不适来院，否认既往 HP 感染史（图 7-65~ 图 7-74）。

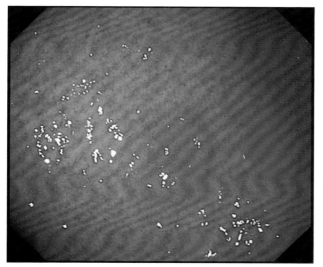

图 7-65　胃体中下部大弯侧见平坦隆起型病变，
　　　　　中央凹陷，色泽发红

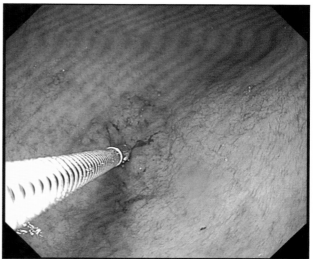

图 7-67　活检位置

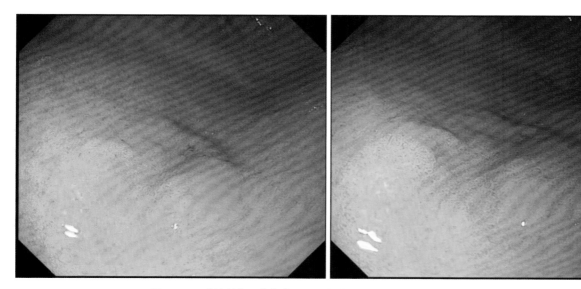

图 7-66　近景观察，病变表面纹理与背景黏膜不同，凹陷的边界欠规则

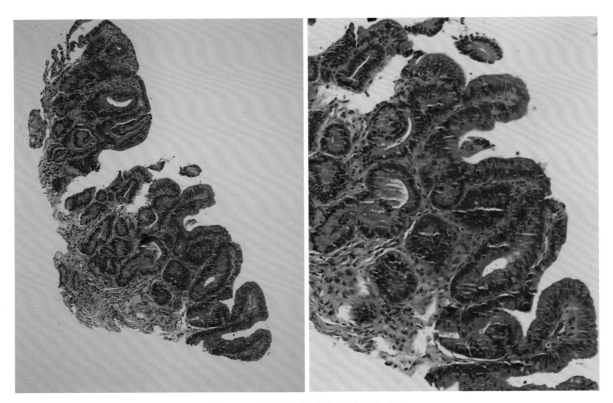

图 7-68 活检提示：低级别上皮内瘤变

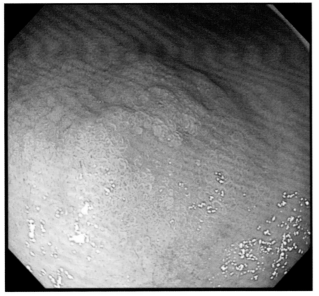 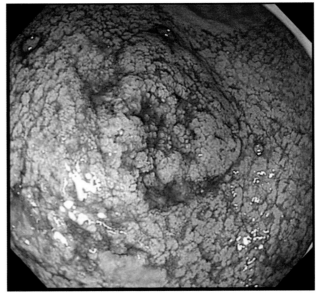

图 7-69 白光远景观察，病变呈平坦隆起，表面纹理粗糙　　图 7-70 靛胭脂染色远景观察，病变边界更加清晰

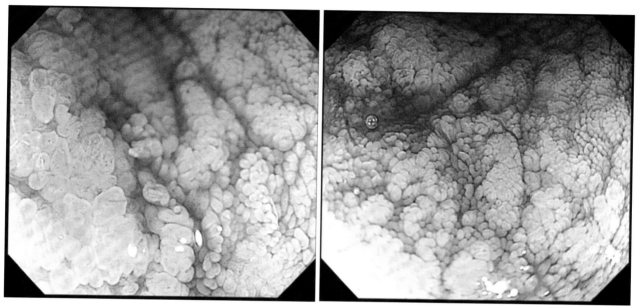

图 7-71 靛胭脂染色近景观察，MS 呈绒毛状改变，大小、形态不一

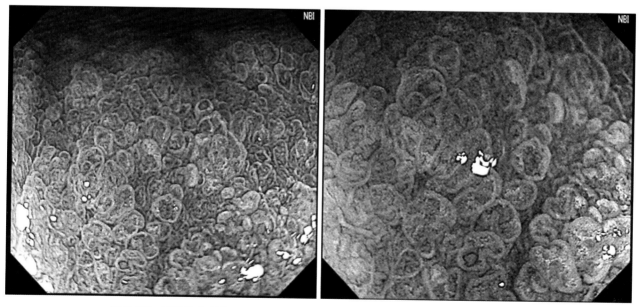

图 7-72 NBI 放大观察，不规则 MV，WOS 分布不规则，绒毛状改变 MS 部分融合

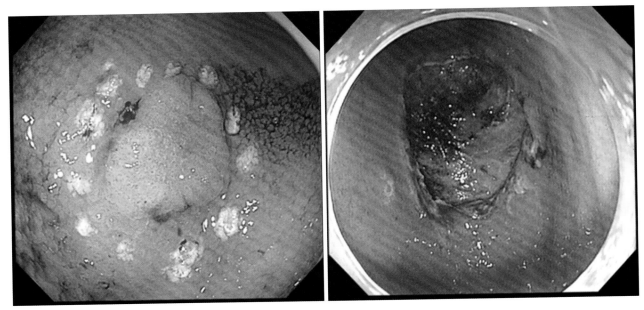

图 7-73　ESD 术图像

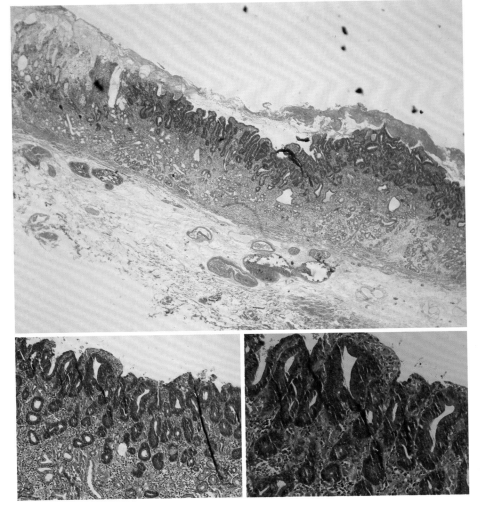

图 7-74
ESD 病理：高级别上皮内瘤变，Tis，ly0，v0，LM（-），VM（-）

病例 ③

- 患者，男性，65岁。
- 慢性萎缩性胃炎，随访，HP 除菌史 3 年（图 7-75~ 图 7-83）。

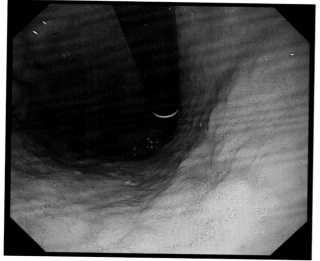

图 7-75 胃体下部小弯侧近胃角，Ⅱa+Ⅱc病变，中央凹陷形状不规则，病变Ⅱa部分较中央更白

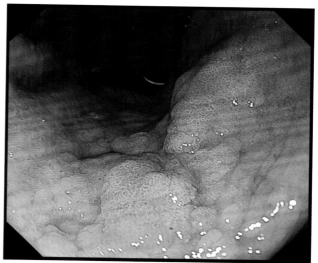

图 7-76 靛胭脂染色远景观察，表面纹理差异更明显

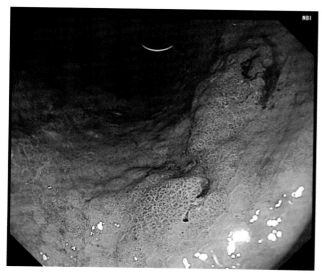

图 7-77 NBI 远景观察，病变边界更清晰

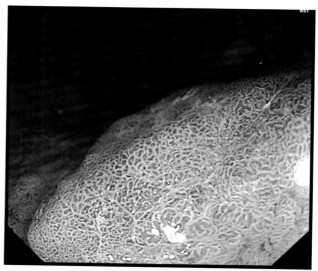

图 7-78 NBI 近景观察，病变Ⅱa部分表面纹理与周围黏膜不同

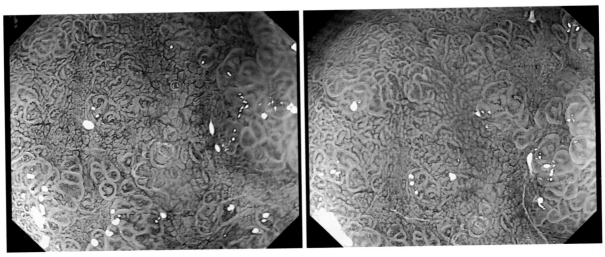

图 7-79　中央Ⅱc 部分 NBI 弱放大观察，可见较多扭曲、不规则 MV

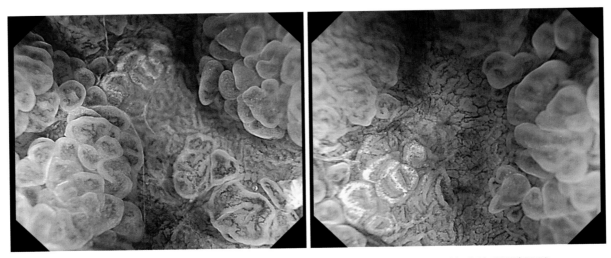

图 7-80　中央Ⅱc 部分强放大观察，口径不一，MV 存在，部分 MS 融合，局部少量不规则 WOS

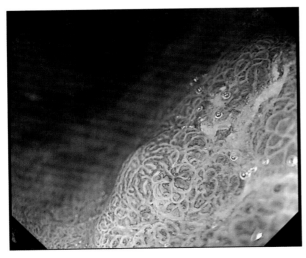

图 7-81　NBI 弱放大观察，中央 MV 及 MS 不规则

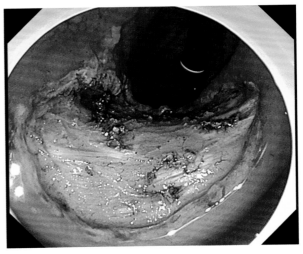

图 7-82　ESD 术后创面

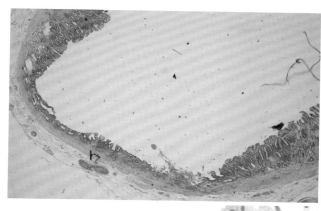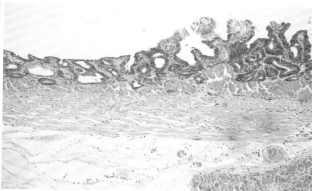

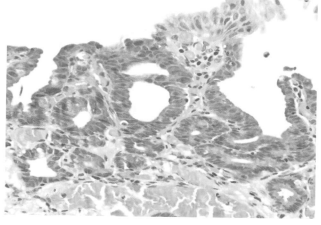

图 7-83
ESD病理: 高级别上皮内瘤变, Tis, ly0, v0, LM (-), VM (-)

病例 4

- 患者, 男性, 65 岁。
- 慢性萎缩性胃炎, 随访, HP 阳性 (图 7-84~ 图 7-87)。

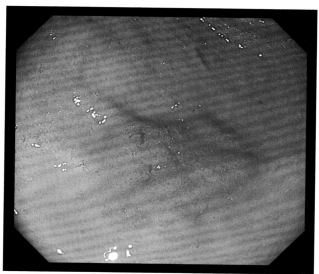

图 7-84
胃窦大弯侧发红 Ⅱa 病变

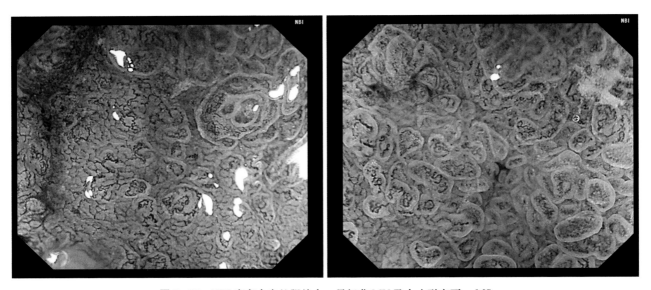

图 7-85 NBI 病变中央处强放大，见扭曲 MV 及大小形态不一 MS

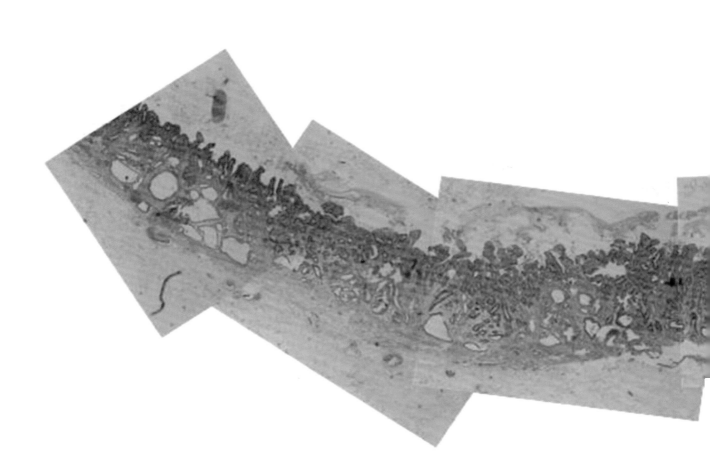

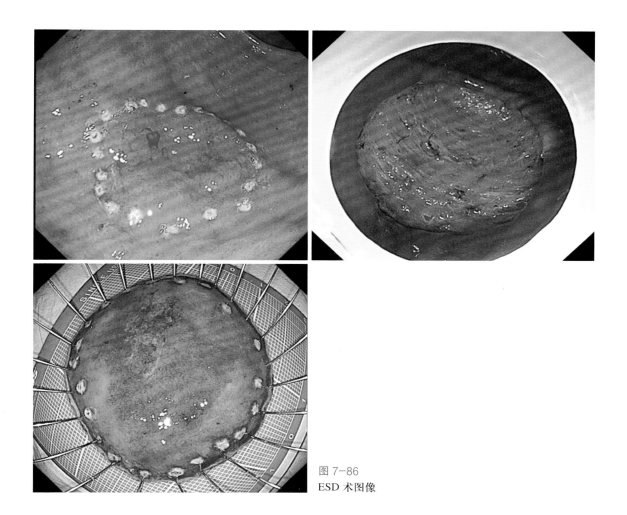

图 7-86
ESD 术图像

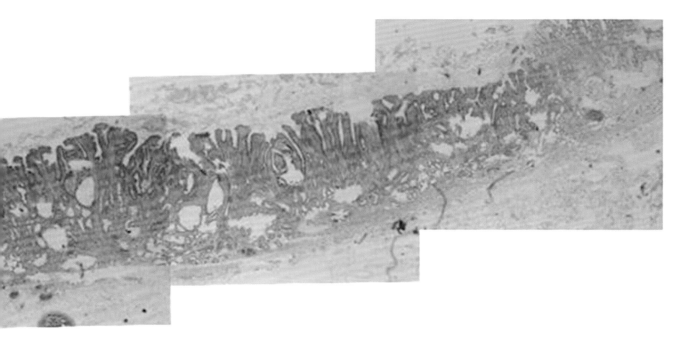

图 7-87　ESD 病理：黏膜内癌，tub1 > pap，T1（M），ly0，v0，LM（-），VM（-）

病例 ⑤

- 患者，女性，73 岁。
- 中上腹不适，首次检查（图 7-88~ 图 7-90）。

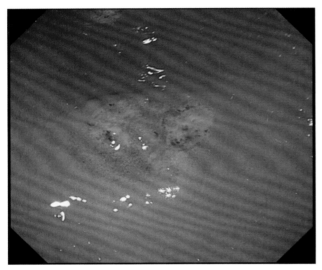

图 7-88 胃窦大弯侧黏膜糜烂，边缘不规则

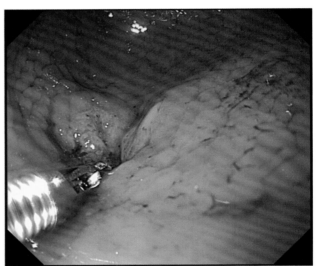

图 7-89 糜烂边缘行活检位置

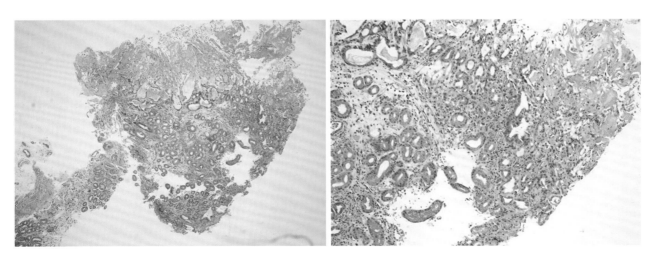

图 7-90 活检病理：低级别上皮内瘤变，表面较多炎性渗出

▶ 2 周后复查（图 7-91~ 图 7-98）。

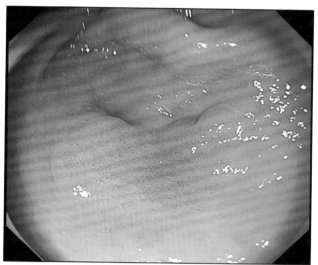

图 7-91　病变表面糜烂消失，Ⅱa 病变，中央稍发红

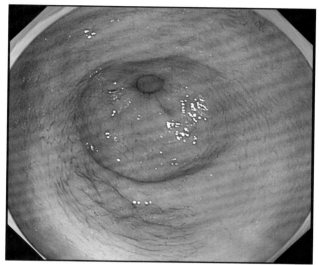

图 7-92　靛胭脂染色后病变着色均匀，病变轮廓清晰

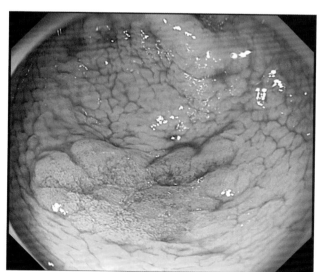

图 7-93　病变处表面纹理与周围黏膜差异明显

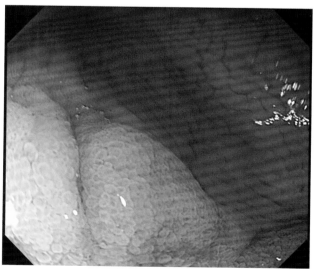

图 7-94　病变边缘处靛胭脂染色弱放大，病变 MS 与周围黏膜明显不同

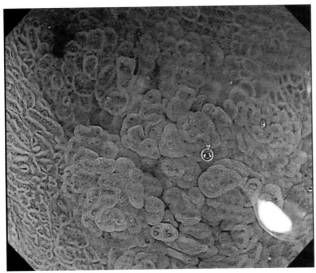

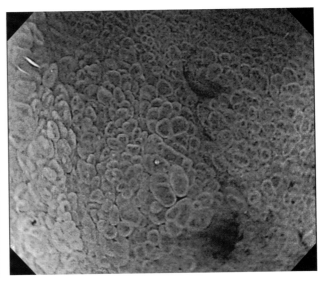

图 7-95　病变边缘处 NBI 弱放大，两侧 MS 明显不同

图 7-96　病变中央处 NBI 弱放大，MS 差异增大

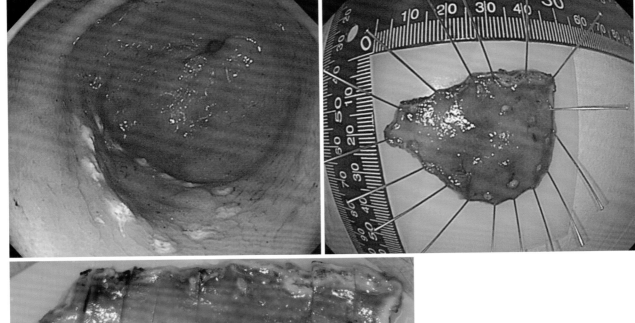

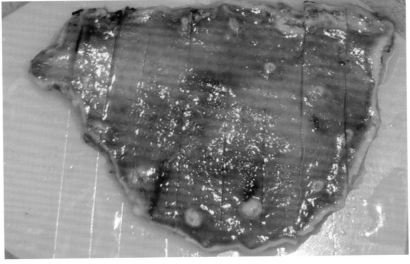

图 7-97
ESD 术图像和术后标本

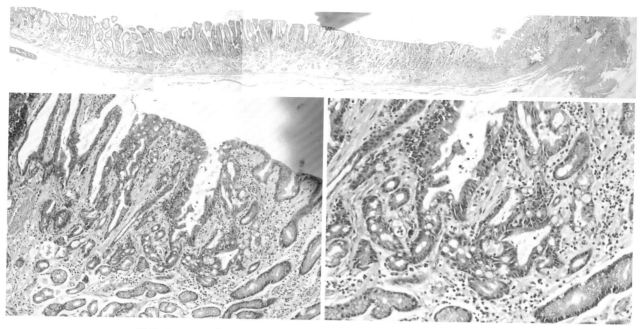

图 7-98　ESD 病理：黏膜内癌，tub1，T1（M），ly0，v0，LM（-），VM（-）

病例 6

- 患者，男性，75 岁。
- 外院发现低级别上皮内瘤变，来院复查，HP 除菌史 10 年（图 7-99~ 图 7-109）。

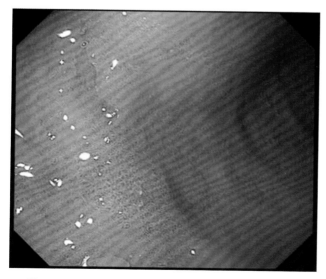

图 7-99　外院发现胃体下部偏前壁 Ⅱa 病变，色泽略红

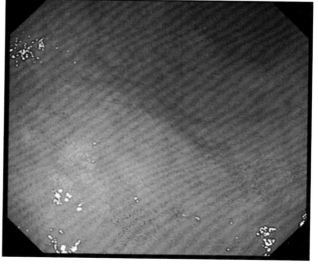

图 7-100　胃体偏口侧，略发红，Ⅱc 病变

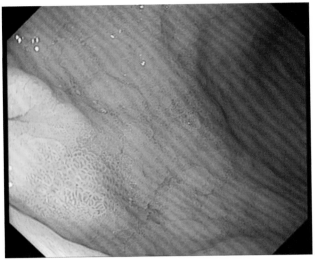

图 7-101　近景观察，两个病变距离不远

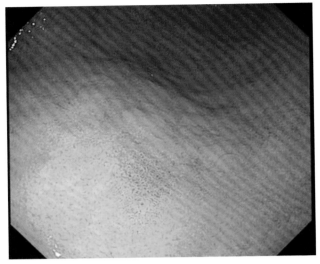

图 7-102　近景观察 Ⅱc 病变

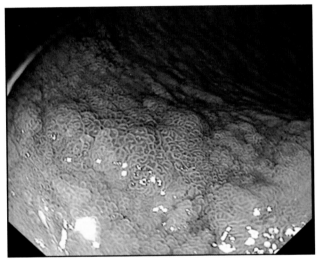

图 7-103　NBI 观察 Ⅱa 病变，表面纹理与周围黏膜不同

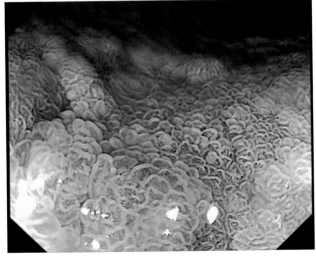

图 7-104　NBI 弱放大，病变边界线存在

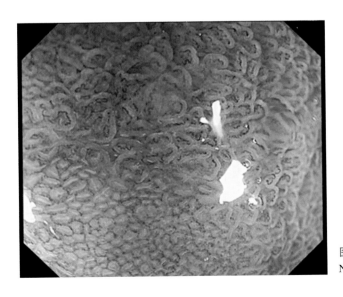

图 7-105
NBI 强放大，不规则扭曲 MV 存在

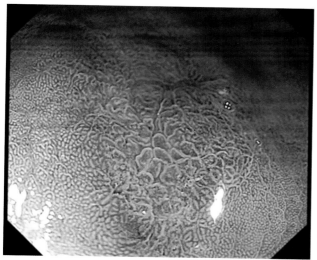

图 7-106　Ⅱc病变，NBI远景，表面纹理与正常胃底腺不同

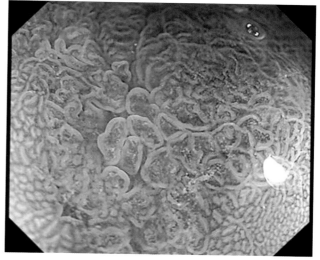

图 7-107　NBI强放大，可见不规则 MS

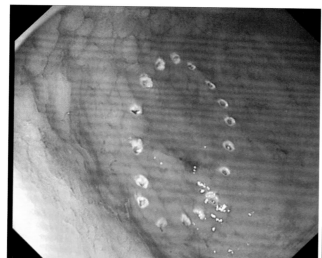

图 7-108　ESD 术图像

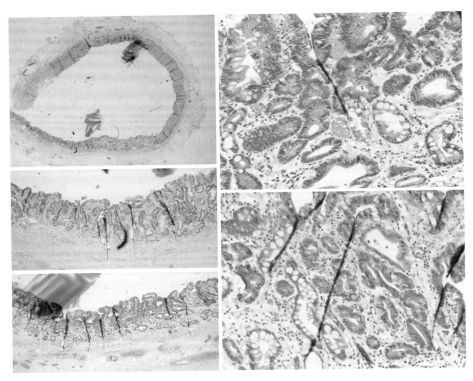

图 7-109
ESD 病理：两处病灶均为高级别上皮内瘤变，Tis，ly0，v0，LM（-），VM（-）

病例 ⑦

- 患者，男性，72 岁。
- 曾于外院发现胃窦后壁黏膜内癌行 ESD 术后，来院随访，HP 阴性（图 7-110~ 图 7-115）。

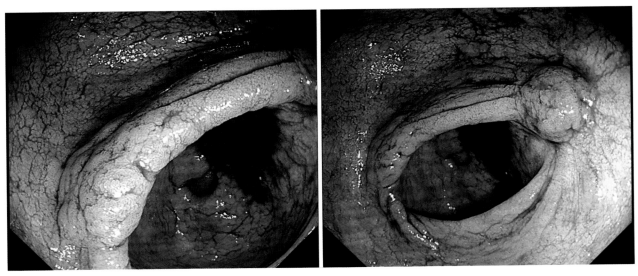

图 7-110　胃窦后壁可见原 ESD 瘢痕，胃窦前壁见 Ⅱa 病变，靛胭脂染色后表面纹理与周围黏膜不同

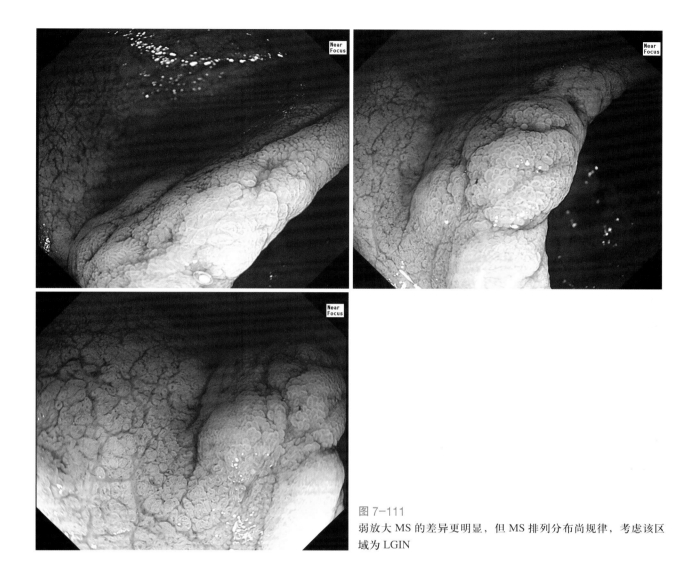

图 7-111

弱放大 MS 的差异更明显，但 MS 排列分布尚规律，考虑该区域为 LGIN

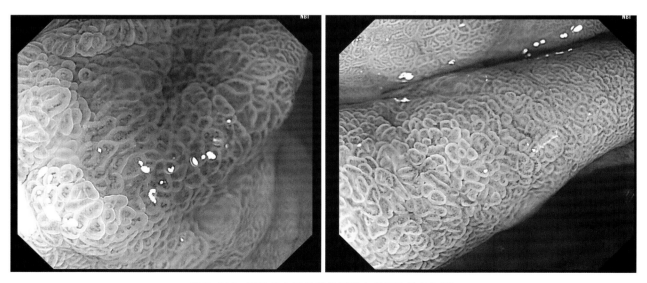

图 7-112　NBI 放大可见病灶区域内 IMVP 且存在 DL

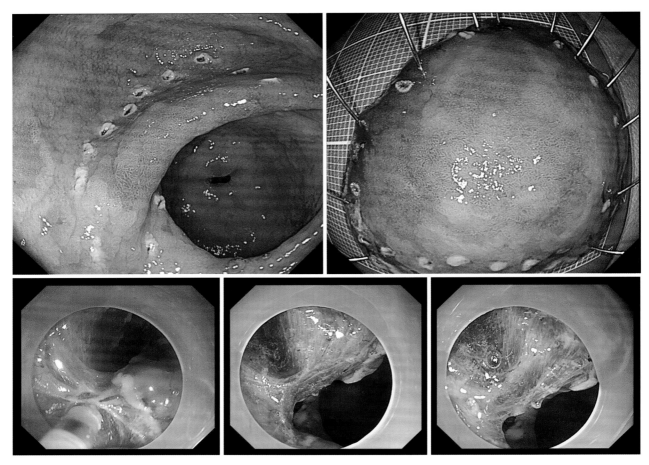

图 7-113 ESD 术图像

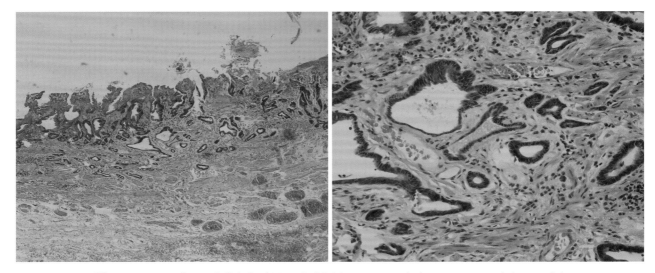

图 7-114 ESD 病理：黏膜内癌，侵犯至黏膜肌层，tub1，T1a（M），ly0，v0，LM（-），VM（-）

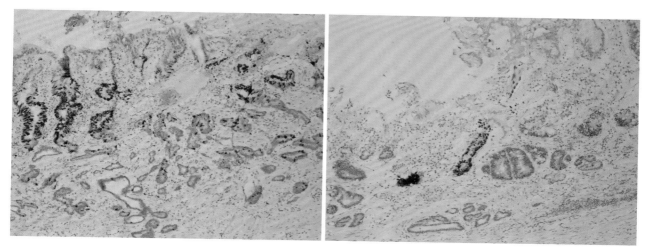

图 7-115 P53、Ki67 均阳性

病例 8

- 患者，男性，68 岁。
- 体检，无胃癌家族史，HP 感染史不详（图 7-116~ 图 7-121）。

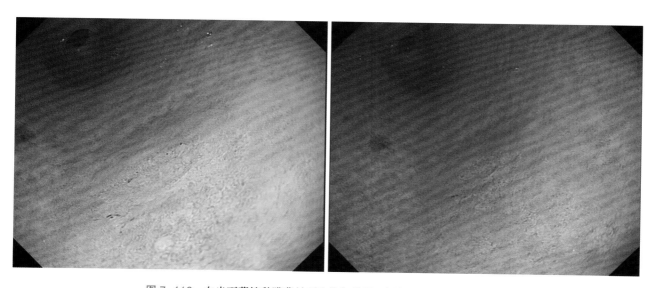

图 7-116 白光下萎缩黏膜背景下略发红的 Ⅱb 病灶，病灶处血管纹消失

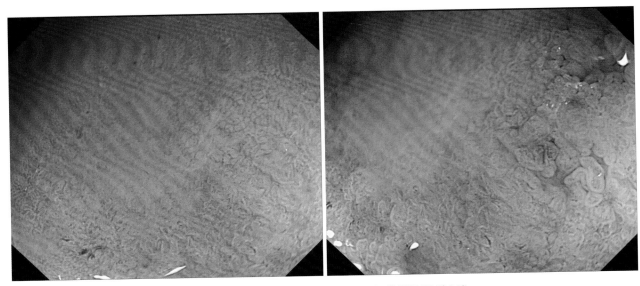

图 7-117　白光及靛胭脂弱放大，可见不规则 MV 及 MS

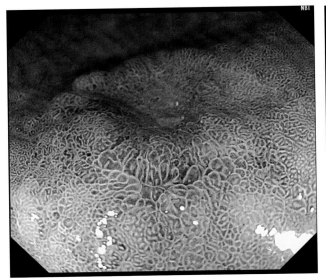

图 7-118　NBI 远景可见病变中央略凹陷，表面结构模糊不清

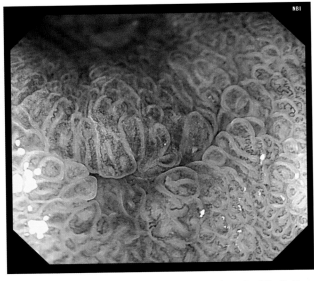

图 7-119　NBI 弱放大可见不规则 MS 及 MV，DL 存在

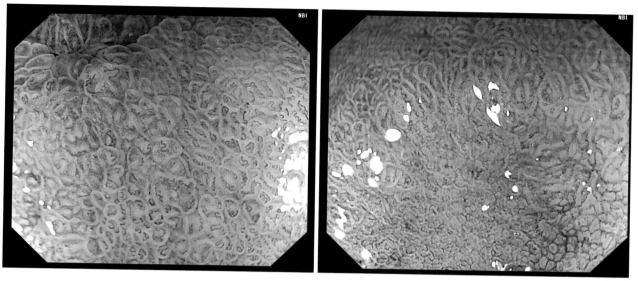

图 7-119（续）

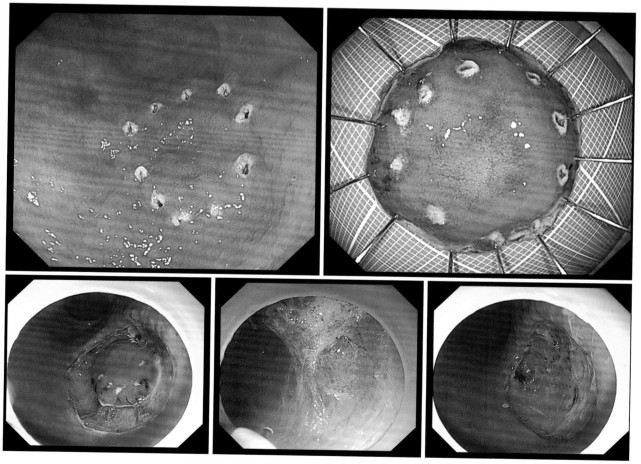

图 7-120　ESD 术图像

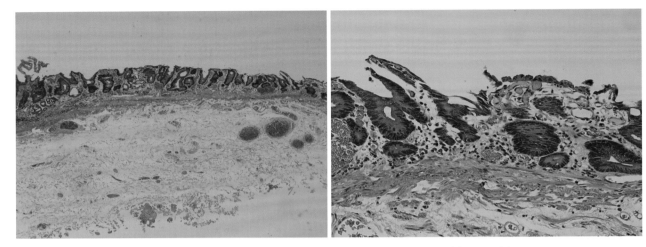

图 7-121　ESD 病理：高级别上皮内瘤变，Tis，ly0，v0，LM（-），VM（-）

病例 ⑨

- 患者，女，53 岁。
- 中上腹不适，伺机性筛查，检查时发现 HP 阳性（图 7-122~ 图 7-125）。

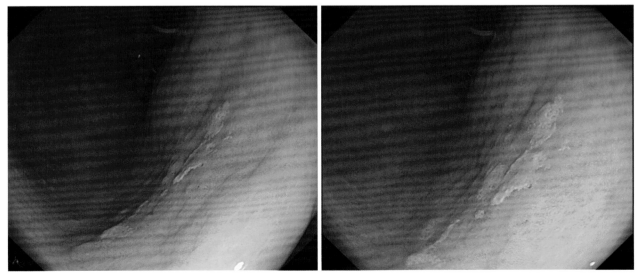

图 7-122　胃体小弯侧褪色 Ⅱa 病变，局部白色黏液附着

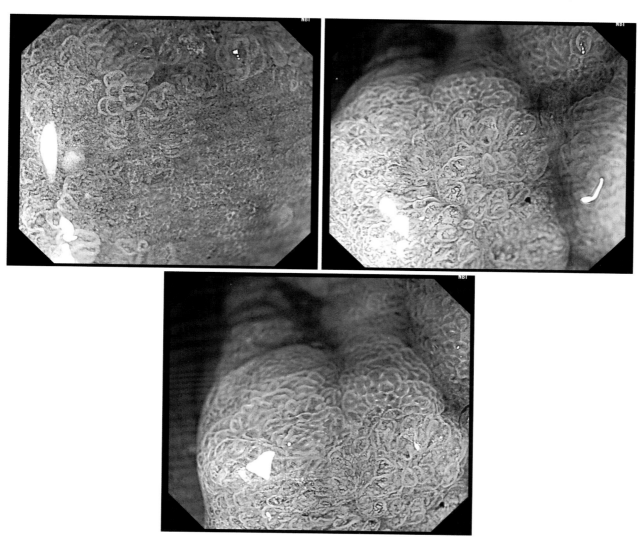

图 7-123　病变中央 NBI 强放大可见不规则 MS 及 WOS，病变边缘处 NBI 弱放大可见 DL，
DL 外侧肠化黏膜 LBC 存在，病灶内部 LBC 不可见

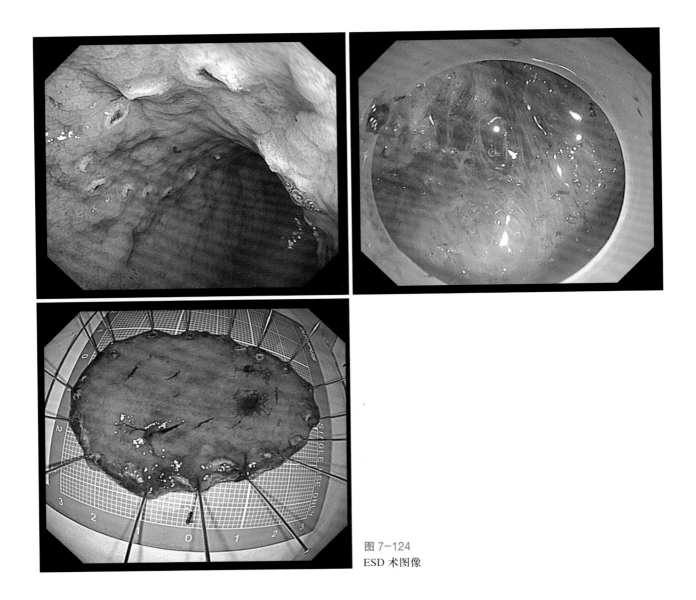

图 7-124
ESD 术图像

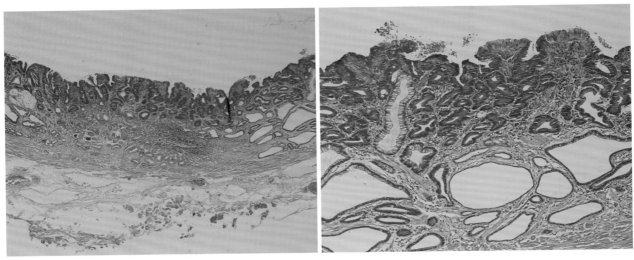

图 7-125 ESD 病理：黏膜内癌，黏膜层可见不规则囊性扩张腺体，排列紊乱

病例 10

- 患者，男性，63 岁。
- 外院发现胃窦Ⅱc病变，活检提示中度异型增生，来院精查（图 7-126~ 图 7-129）。

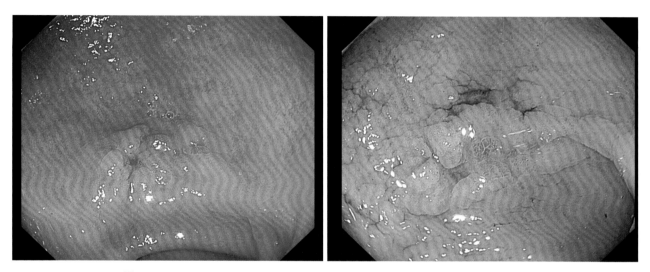

图 7-126　白光远景可见胃窦小弯侧Ⅱc病变，中央黏膜结节样增生，形态欠规则

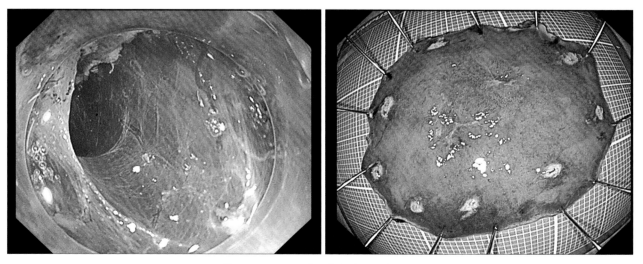

图 7-127　ESD 术图像和术后标本固定

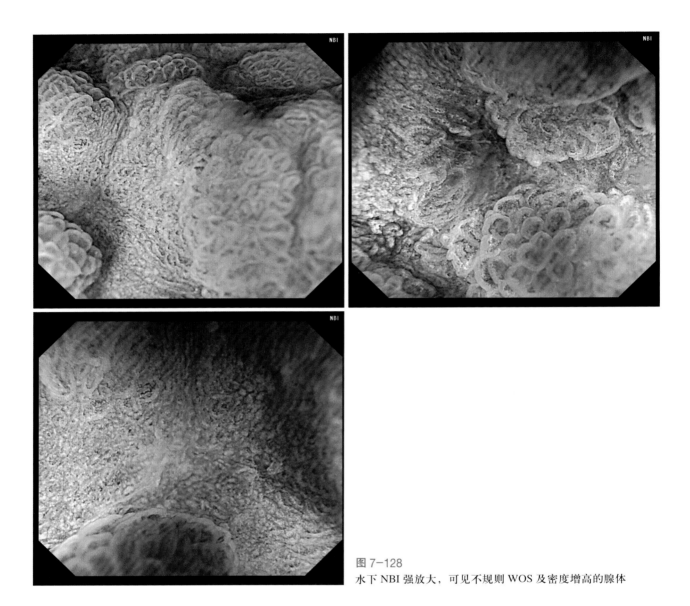

图 7-128
水下 NBI 强放大，可见不规则 WOS 及密度增高的腺体

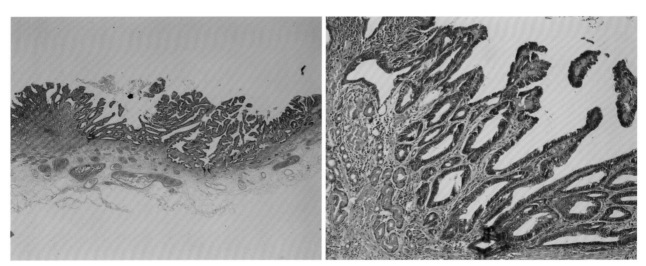

图 7-129　ESD 病理：高级别上皮内瘤变，Tis，ly0，v0，LM（-），VM（-）

病例 11

- 患者，男性，59 岁。
- 萎缩性胃炎史，随访中（图 7-130~ 图 7-134）。

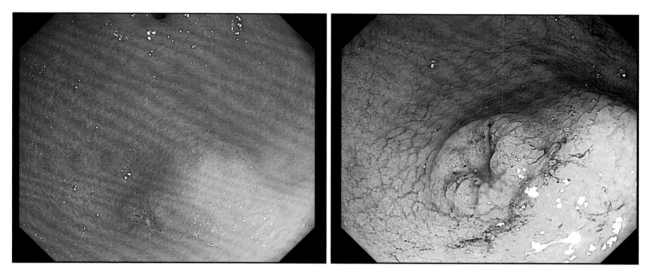

图 7-130　白光内镜远景观察，胃窦大弯侧Ⅱc病变，靛胭脂染色远景观察，中央凹陷形态不规则

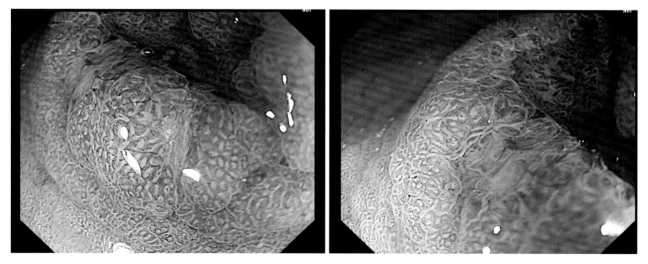

图 7-131　NBI 弱放大观察凹陷形态不规则更加明显，黏液未覆盖的部分可见 IMVP

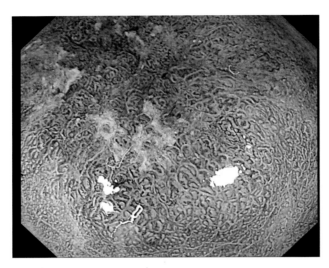

图 7-132
离体标本 NBI 弱放大观察，中央凹陷部分不规则 MV 及 MS
清晰可见

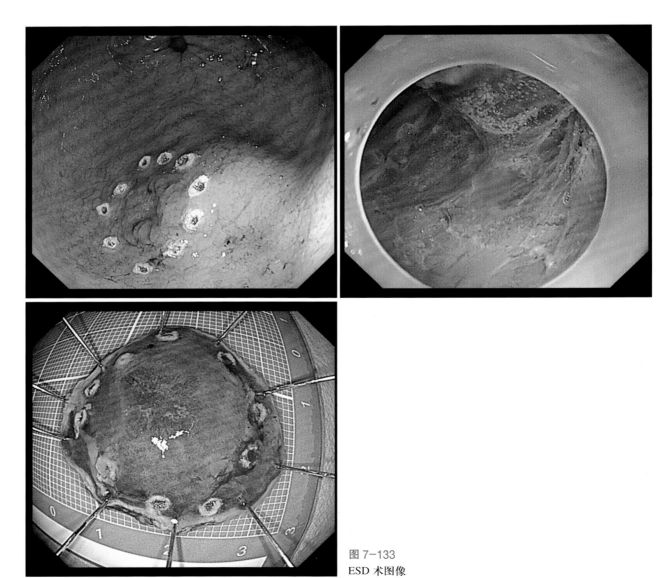

图 7-133
ESD 术图像

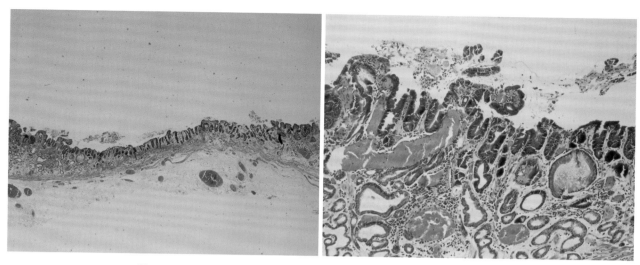

图 7-134　ESD 病理：高级别上皮内瘤变，Tis，ly0，v0，LM（-），VM（-）

病例 12

· 患者，男性，75 岁。
· 反酸、烧心，既往无胃镜检查史（图 7-135~ 图 7-140）。

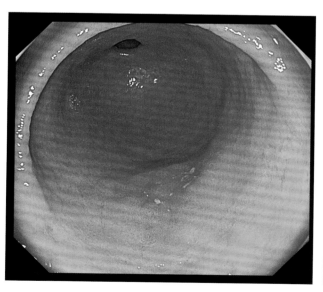

图 7-135　白光远景观察，胃窦大弯侧发红Ⅱc病变，
凹陷形态欠规则

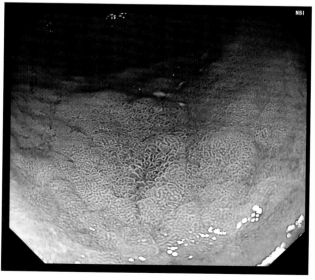

图 7-136　NBI远景观察，病灶口侧不规则边界清晰

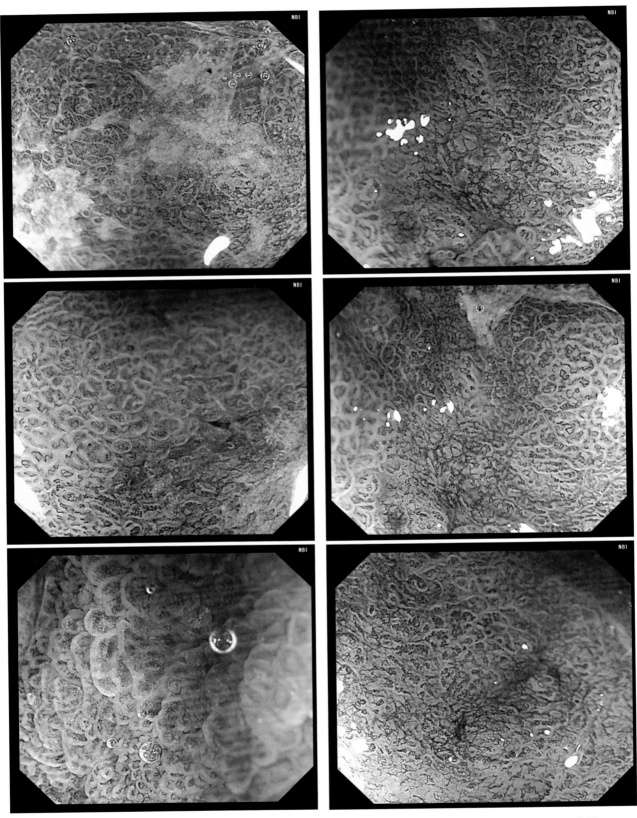

图 7-137　NBI 强放大观察，存在不规则 MS，
　　　　 包括细密分布不均一的 WOS

图 7-138　NBI 强放大观察，存在扭曲、形态各异 MV

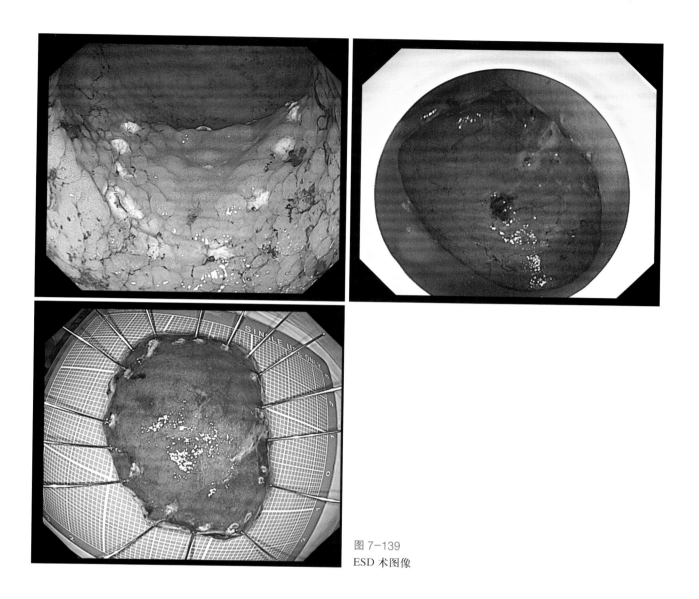

图 7-139
ESD 术图像

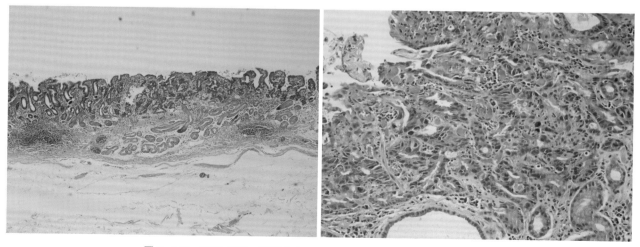

图 7-140 ESD 病理：黏膜内癌，tub1，Tis，ly0，v0，LM（-），VM（-）

病例 13

- 患者，男性，67 岁。
- 外院发现胃窦后壁"平坦病变"，活检病理：中度异型增生，来院精查（图 7-141~ 图 7-144）。

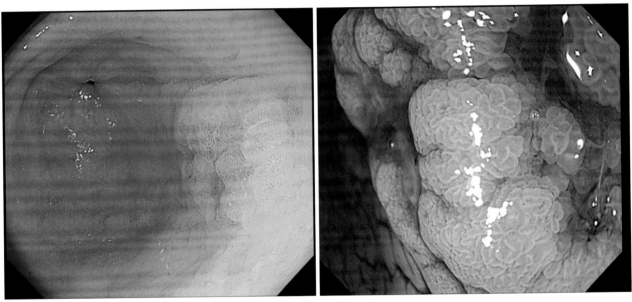

图 7-141 白光远景观察，胃窦后壁 Ⅱc 病变，中央稍发红；靛胭脂染色弱放大，中央红色肿瘤上皮存在

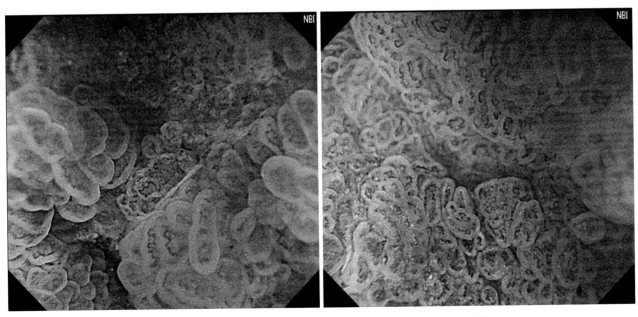

图 7-142 水下 NBI 强放大，不规则 MS 及 MV 清晰可见，DL 存在

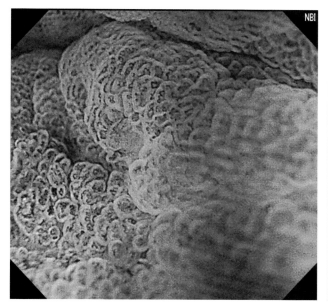

图 7-142（续）

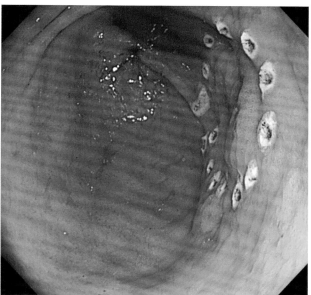

图 7-143 ESD 术图像

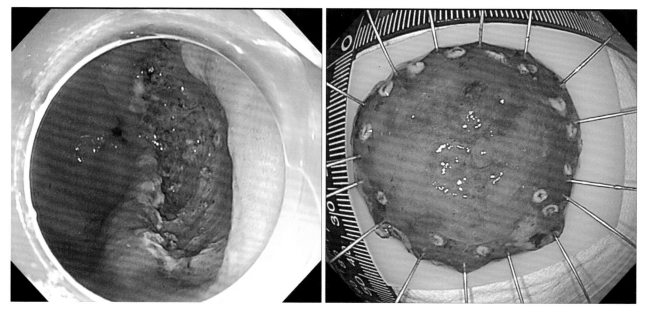

图 7-143（续）

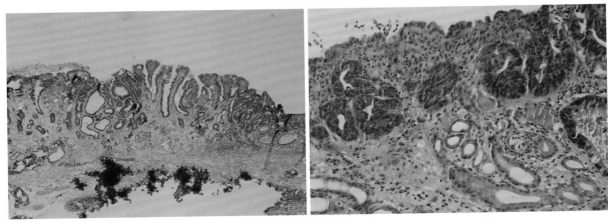

图 7-144 ESD 病理：高级别上皮内瘤变，Tis, ly0, v0, LM（-），VM（-）

病例 14

- 患者，女性，82 岁。
- 中上腹饱胀不适，父亲胃癌史，既往无胃镜检查史（图 7-145~ 图 7-149）。

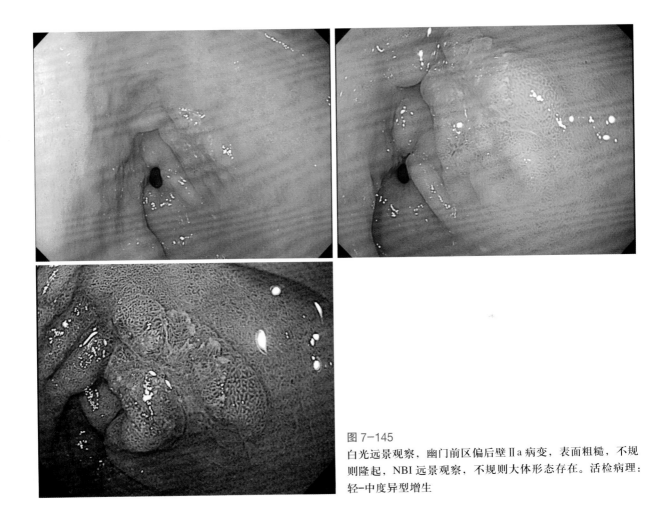

图 7-145
白光远景观察，幽门前区偏后壁Ⅱa病变，表面粗糙，不规则隆起，NBI 远景观察，不规则大体形态存在。活检病理：轻-中度异型增生

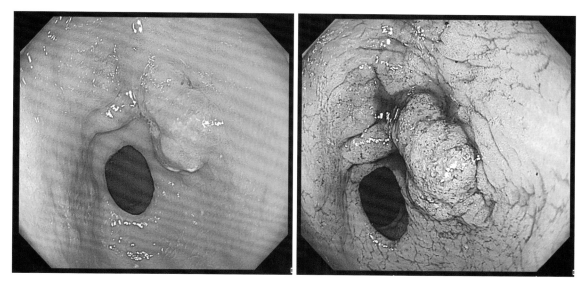

图 7-146　1 个月后复查，隆起外观更为明显

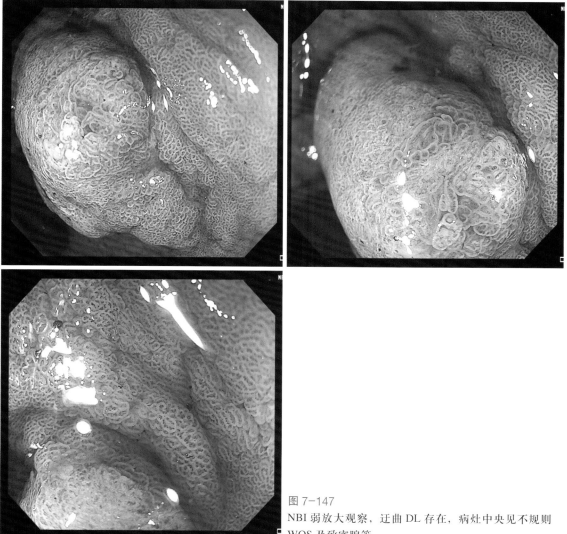

图 7-147
NBI 弱放大观察，迂曲 DL 存在，病灶中央见不规则
WOS 及致密腺管

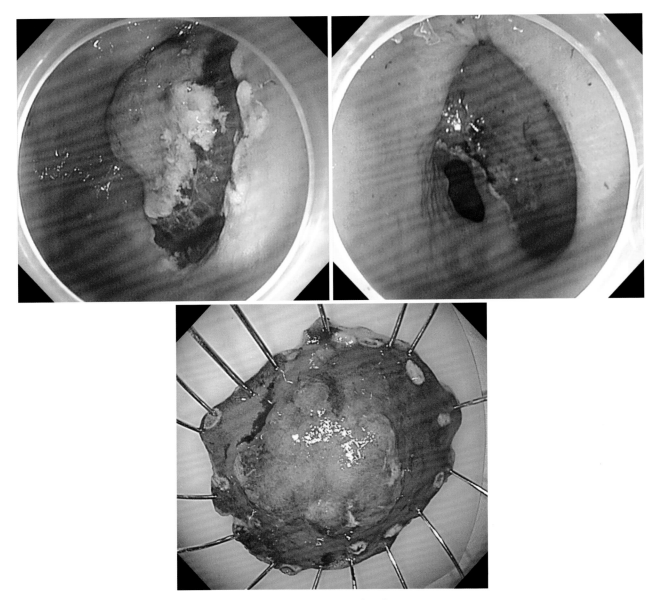

图 7-148 ESD 术图像

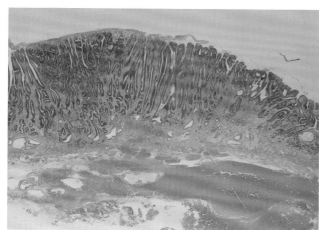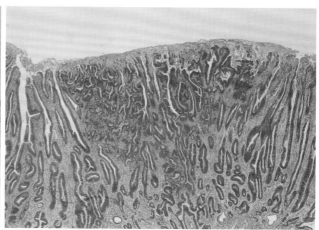

图 7-149 ESD 病理：黏膜内癌，侵及黏膜肌层，tub1，T1（M），ly0，v0，LM（-），VM（-）

病例 15

- 患者，女性，78 岁。
- 外院胃镜示："胃溃疡"，来院精查（图 7-150~图 7-154）。

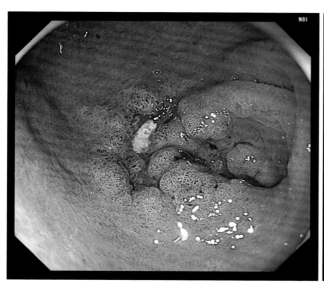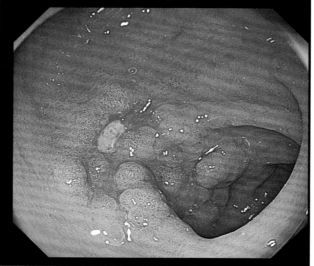

图 7-150 白光及 NBI 远景观察，胃窦 IIc 病变，局部溃疡形成，凹陷部分形态不规则

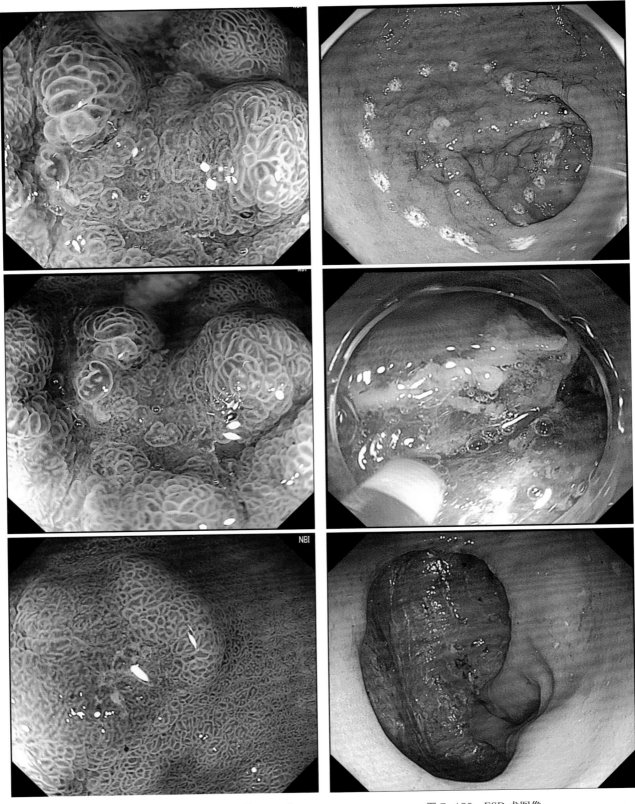

图 7-151 NBI 弱放大观察，凹陷处不规则 MS 存在

图 7-152 ESD 术图像

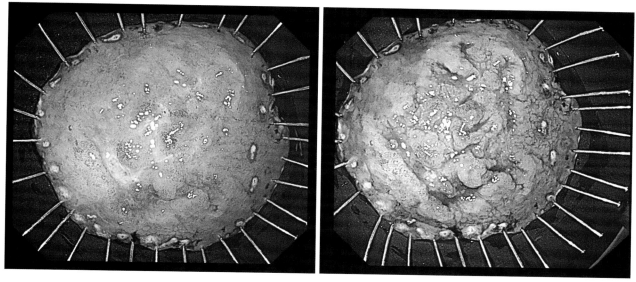

图 7-153　离体标本的观察

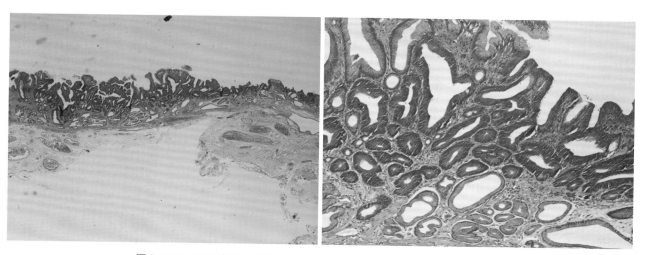

图 7-154　ESD 病理：高级别上皮内瘤变，Tis, ly0, v0, LM（-），VM（-）

病例 ⑯

- 患者，男，48 岁。
- 外院胃镜示胃体小弯侧平坦病变，活检病理：轻-中度异型增生，来院精查（图 7-155~ 图 7-159）。

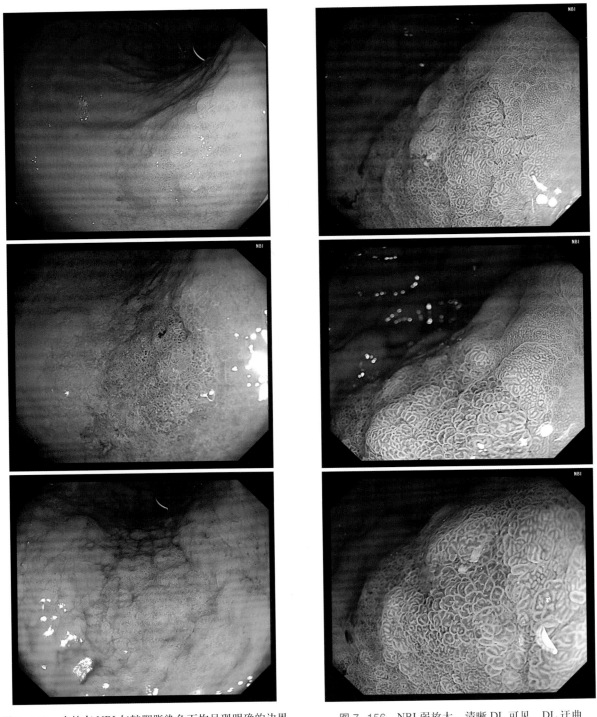

图 7-155　病灶在 NBI 与靛胭脂染色下均呈现明确的边界　　　图 7-156　NBI 弱放大，清晰 DL 可见，DL 迂曲

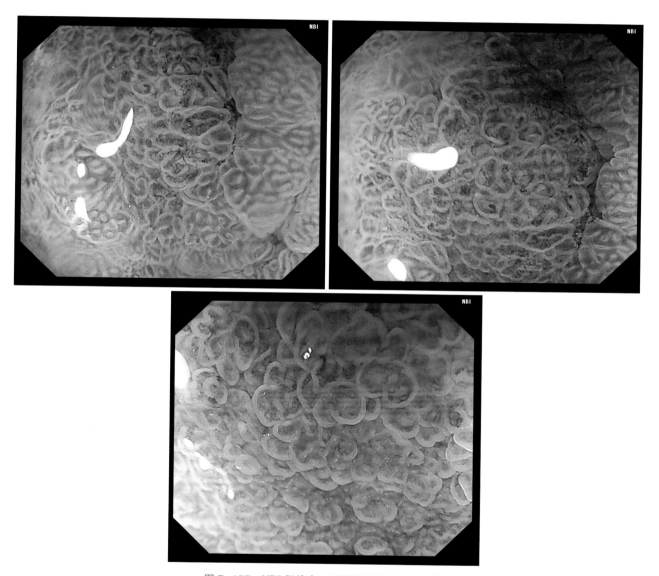

图 7-157 NBI 强放大，不规则 MS 及 MV 存在

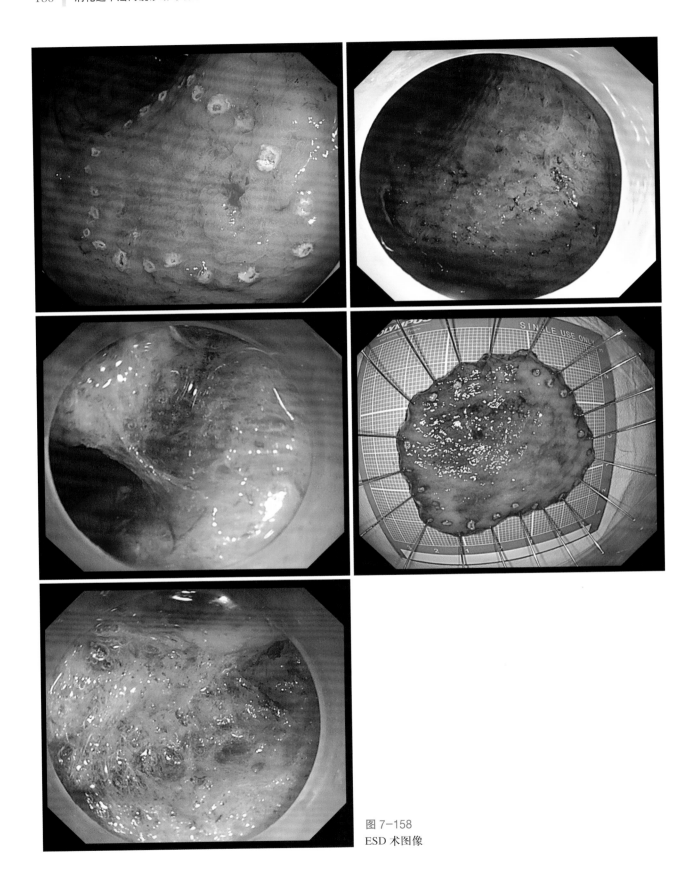

图 7-158
ESD 术图像

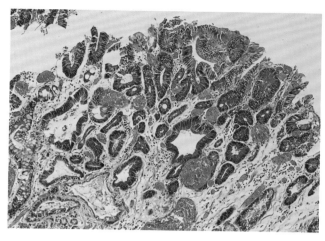

图 7-159
ESD病理：高级别上皮内瘤变，Tis，ly0，v0，LM (-)，VM (-)

病例 17

- 患者，男，66 岁。
- 萎缩性胃炎随访，HP 除菌史 7 年（图 7-160~图 7-166）。

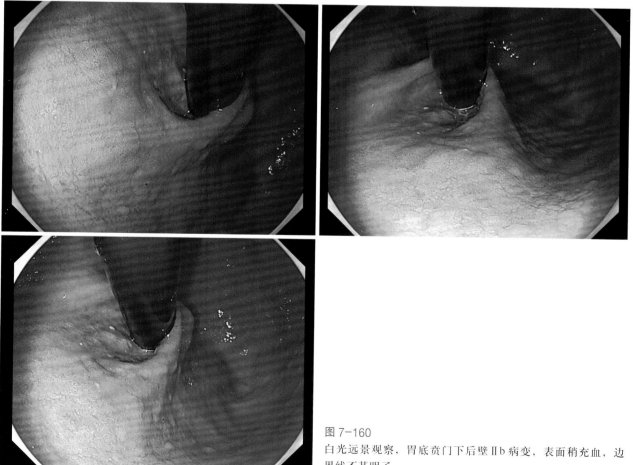

图 7-160
白光远景观察，胃底贲门下后壁Ⅱb病变，表面稍充血，边界线不甚明了

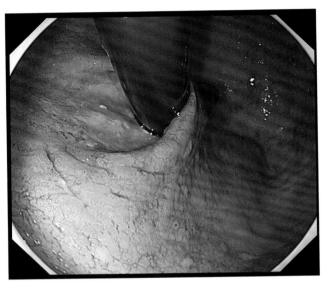

图 7-161　靛胭脂染色后，肛侧边界清晰

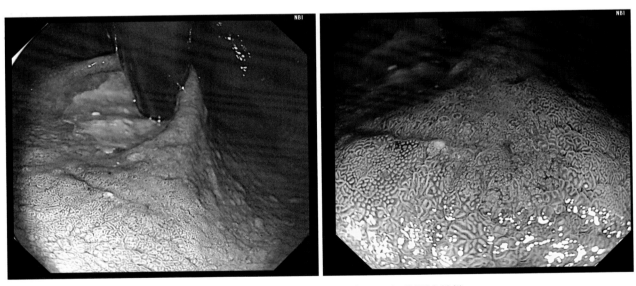

图 7-162　NBI 弱放大，肛侧边界清晰，呈不规则虫蚀样

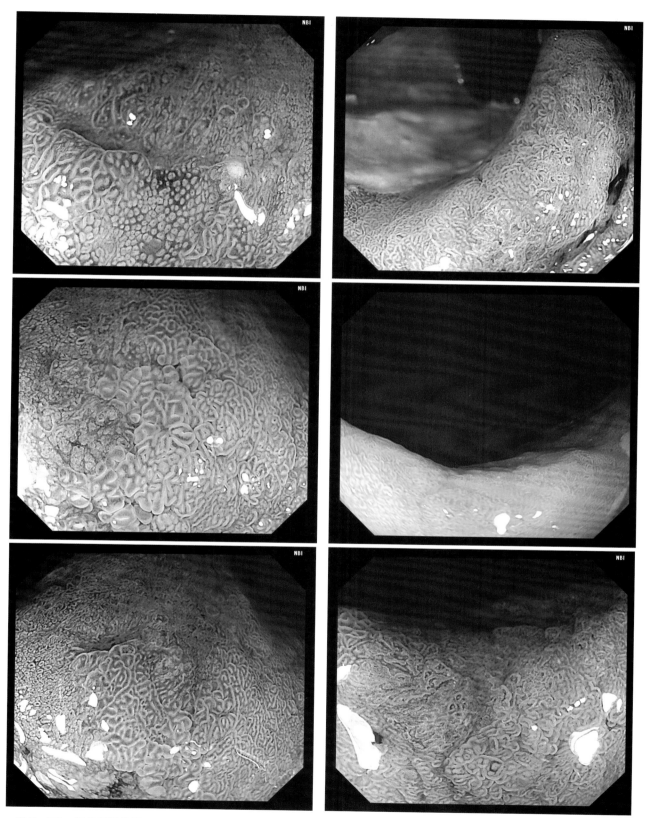

图 7-163 循着肛侧边界，以 NBI 弱放大对病灶进行描边　　　　　图 7-164 病灶口侧边界

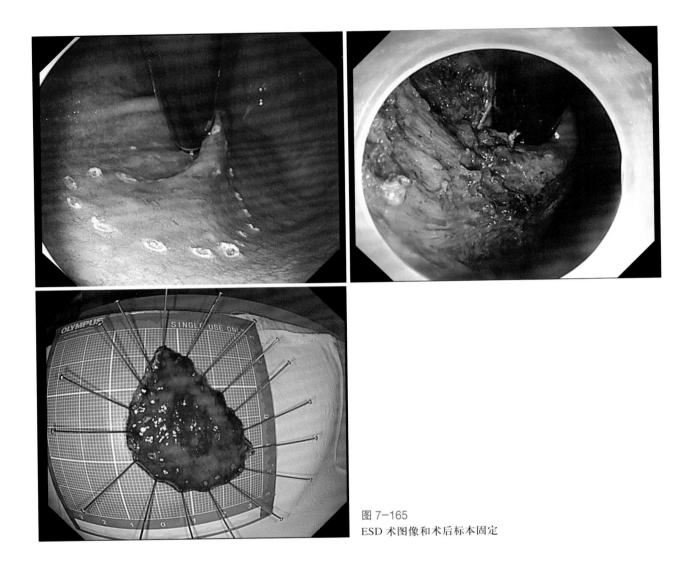

图 7-165
ESD 术图像和术后标本固定

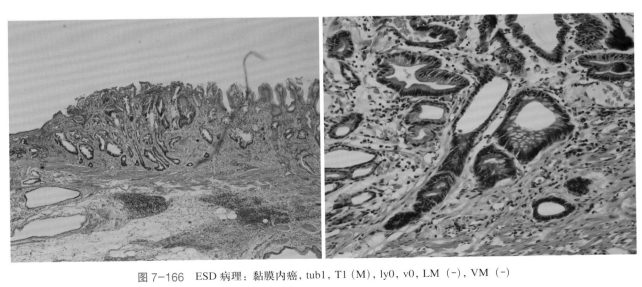

图 7-166　ESD 病理：黏膜内癌，tub1，T1（M），ly0，v0，LM（-），VM（-）

病例 18

· 患者，女，51 岁。

· 体检发现 HP 阳性，伺机性筛查（图 7-167~ 图 7-171）。

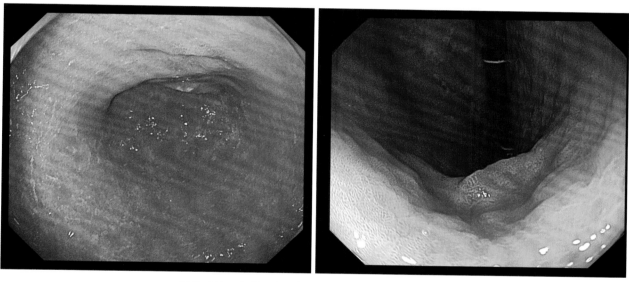

图 7-167　白光远景观察，胃体小弯侧近胃角Ⅱc 病灶

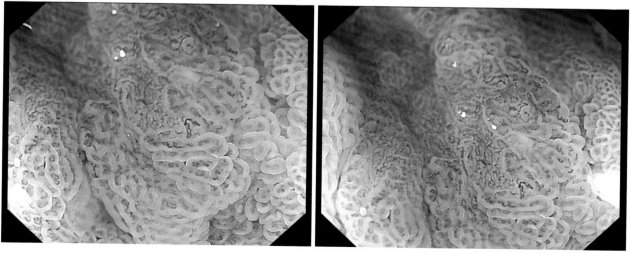

图 7-168　病灶边缘处 NBI 强放大，DL 及不规则 MB 存在

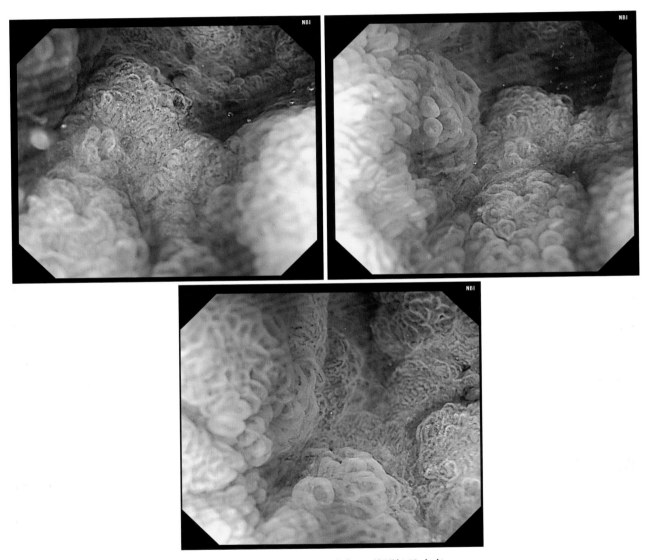

图 7-169　水下 NBI 强放大，不规则 MS 存在

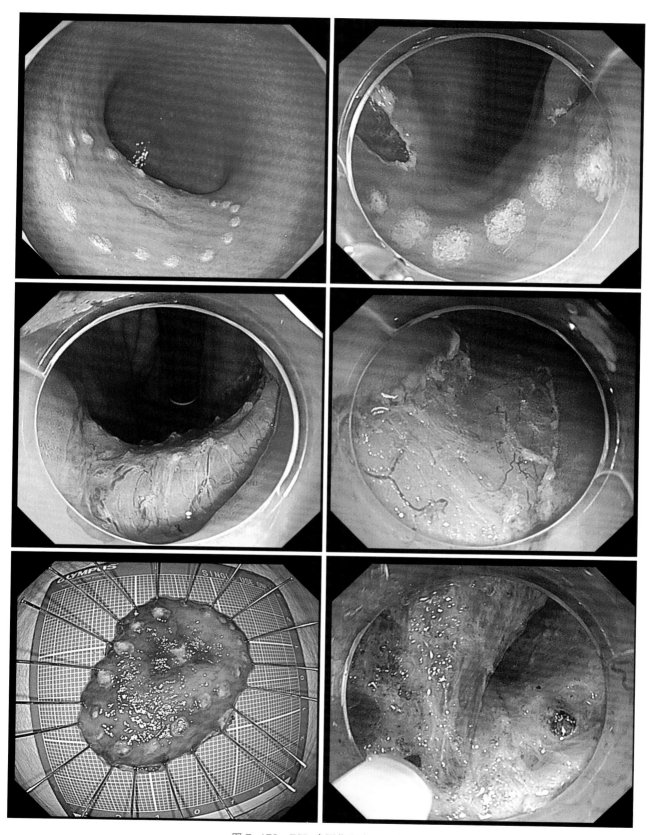

图 7-170 ESD 术图像和术后标本固定

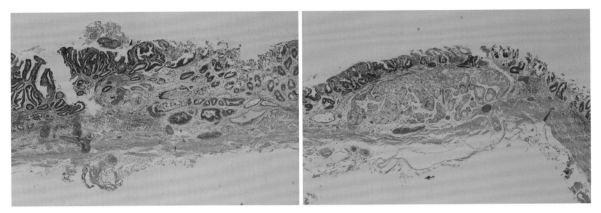

图 7-171　ESD 病理：黏膜内癌，tub1，T1（M），ly0，v0，LM（-），VM（-）

病例 ⑲

- 患者，男，53 岁。
- 体检，无不适主诉（图 7-172~ 图 7-175）。

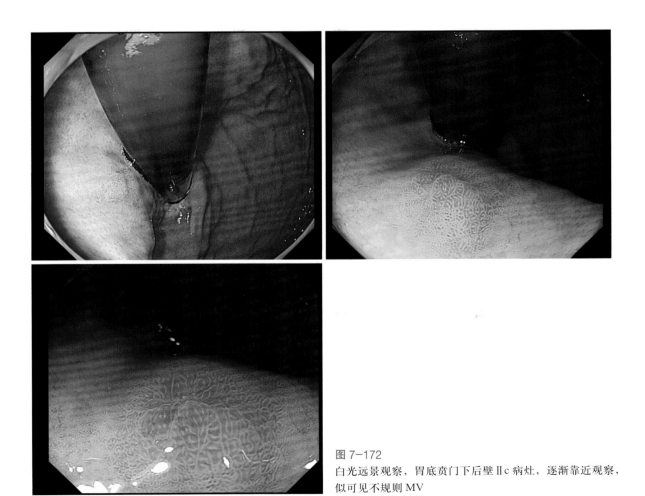

图 7-172
白光远景观察，胃底贲门下后壁Ⅱc病灶，逐渐靠近观察，似可见不规则 MV

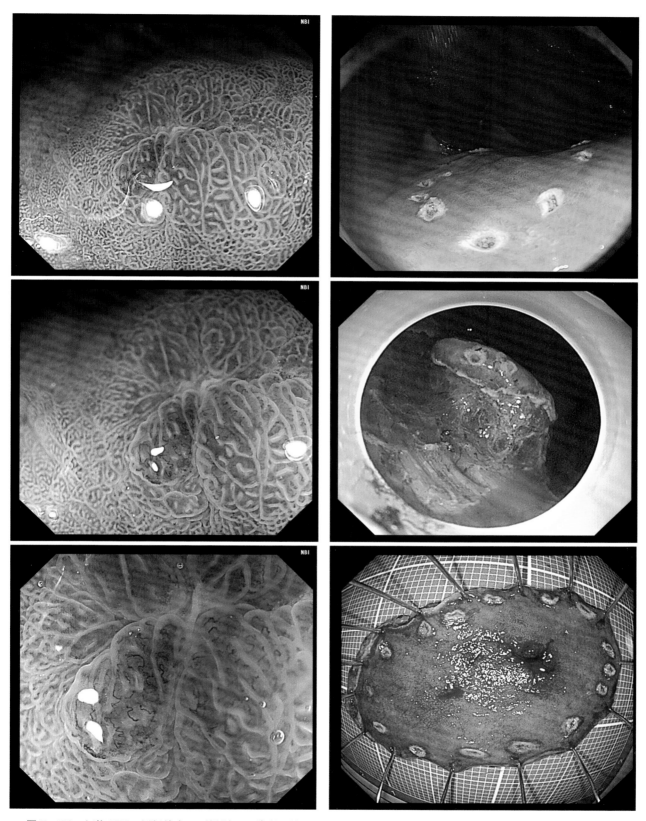

图 7-173　切换 NBI，逐级放大，不规则 MV 清晰可见　　　图 7-174　ESD 术图像和术后标本固定

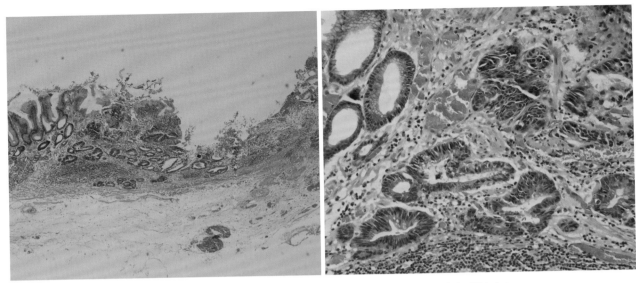

图 7-175　ESD 病理：黏膜内癌，tubl，T1（M），ly0，v0，LM（-），VM（-）

病例 20

- 患者，男，58 岁。
- 体检，无既往胃镜检查史（图 7-176~ 图 7-179）。

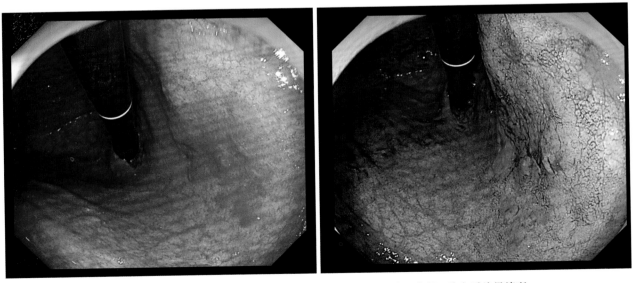

图 7-176　胃体上部小弯侧Ⅱb 病变，表面发红，背景血管纹中断，染色后边界清晰

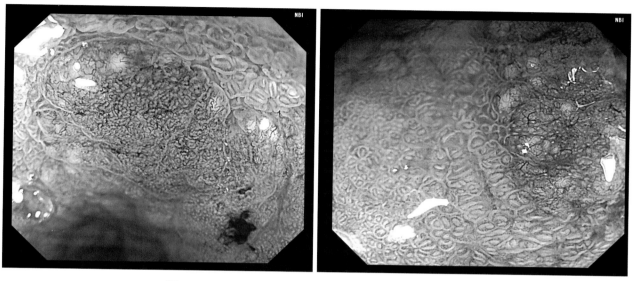

图 7-177　NBI 弱放大观察，IMVP 及 DL 存在，WGA 存在

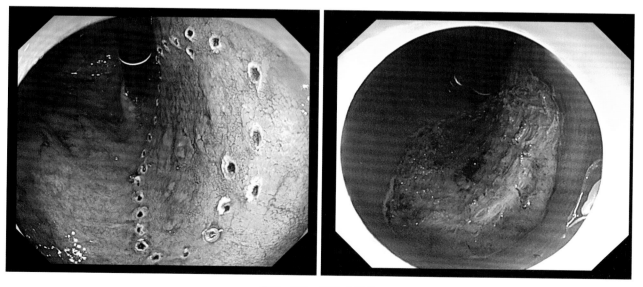

图 7-178　ESD 术图像

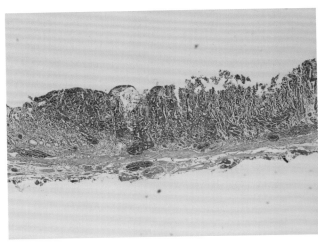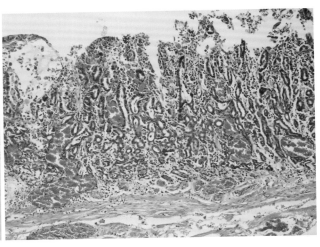

图 7-179　ESD 病理：黏膜内癌，tub2，T1（M），ly0，v0，LM（-），VM（-）

第三节
结直肠早癌诊断和治疗

病例 ①

- 男，65 岁。
- 体检 CEA 升高，来院行肠镜检查（图 7-180~ 图 7-186）。

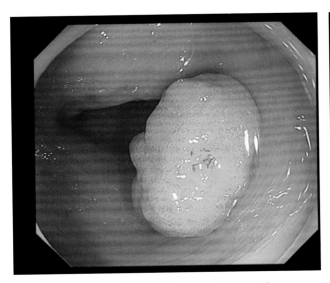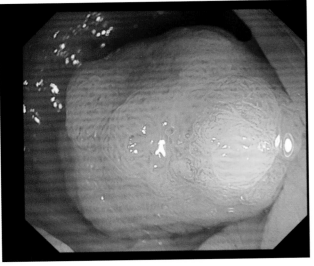

图 7-180　直肠距肛门口 10 cm 息肉样肿块，
大小约 1.8 cm×2.0 cm，表面呈结节样改变

图 7-181　吸气后，病灶形态无明显改变，
病灶本身显得僵硬

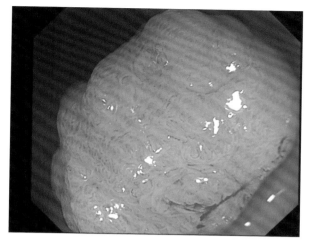

图 7-182　白光弱放大见病灶表面高低不平小结节，
呈绒毛状改变

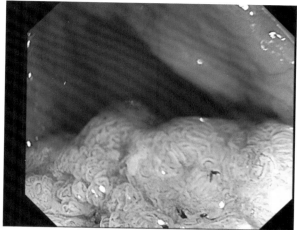

图 7-183　放大 NBI 见不规则绒毛及迂曲血管

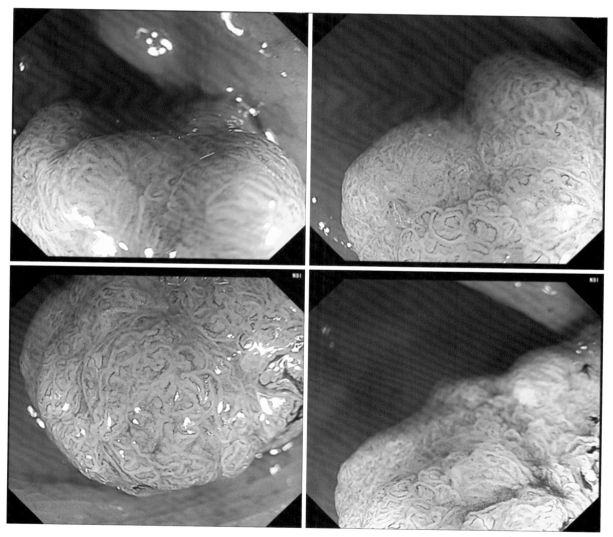

图 7-184　JNET 2B 考虑为腺瘤伴癌变

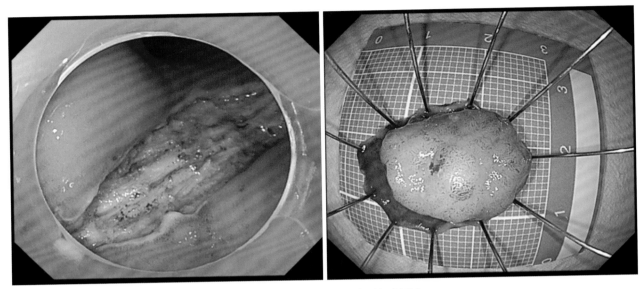

图 7-185　ESD 术图像和术后标本固定

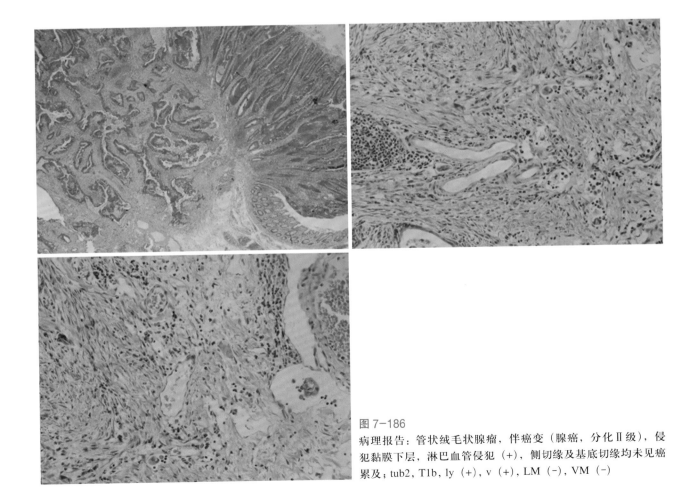

图 7-186

病理报告：管状绒毛状腺瘤，伴癌变（腺癌，分化Ⅱ级），侵犯黏膜下层，淋巴血管侵犯（+），侧切缘及基底切缘均未见癌累及；tub2，T1b，ly（+），v（+），LM（-），VM（-）

病例 2

- 男，72 岁。
- 下腹部不适隐痛 1 个月来院检查（图 7-187~ 图 7-192）。

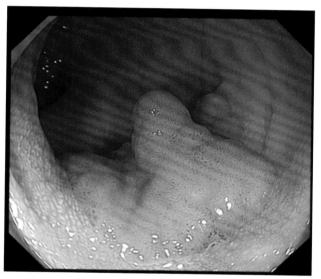

图 7-187 乙状结肠降结肠交界处 Ⅱ a 型病变，大小约 2.5 cm×2.5 cm

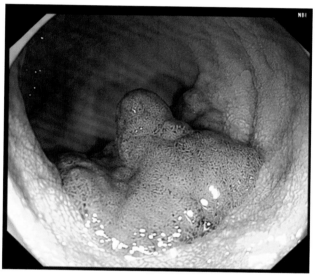

图 7-188 NBI 远景，病灶颜色较周围黏膜为深

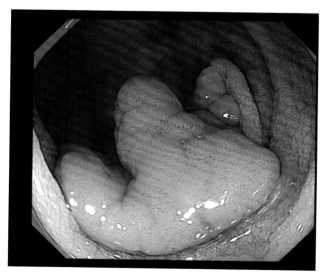

图 7-189
靛胭脂染色，病灶边界更为明显

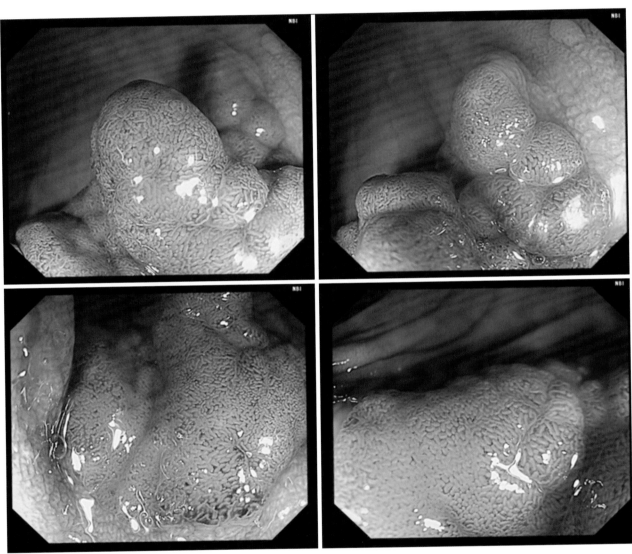

图 7-190　放大 NBI 观察病灶各处，见规律的管状腺管开口，微血管呈规律网状，血管未见明显扩张，JNET 分型 2A

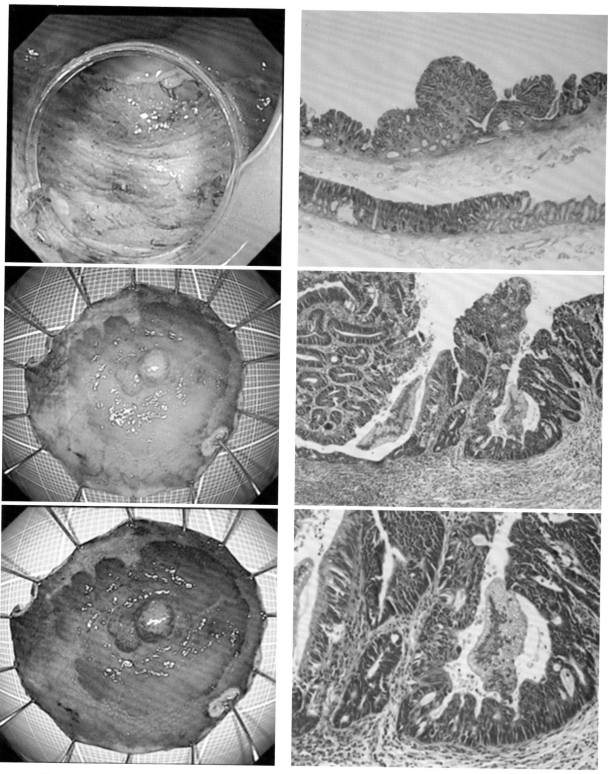

图 7-191　ESD 术图像和术后标本固定

图 7-192　病理报告：管状绒毛状腺瘤，灶性区域伴高级别上皮内瘤变。黏膜及基底切缘均未见累及

病例 ③

- 男，68 岁。
- 结肠 Ca 家族史，体检（图 7-193~ 图 7-199）。

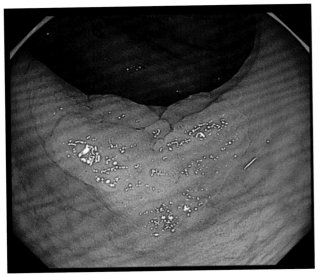

图 7-193　升结肠平坦隆起型病变，大小约 2.5 cm×2.5 cm，表面见大小不一结节

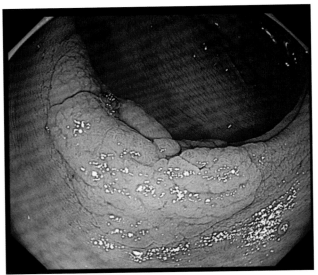

图 7-194　靛胭脂染色见病变边界更明显，病变表面高低不平的结节也更易观察

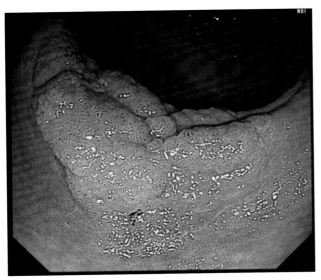

图 7-195　NBI 远景，病灶颜色较周围黏膜深

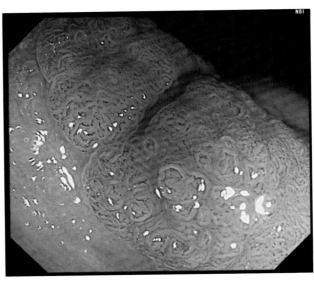

图 7-196　放大 NBI 见管状绒毛状腺管改变，微血管成规律螺旋状改变，口径一致，考虑为 JNET 2A

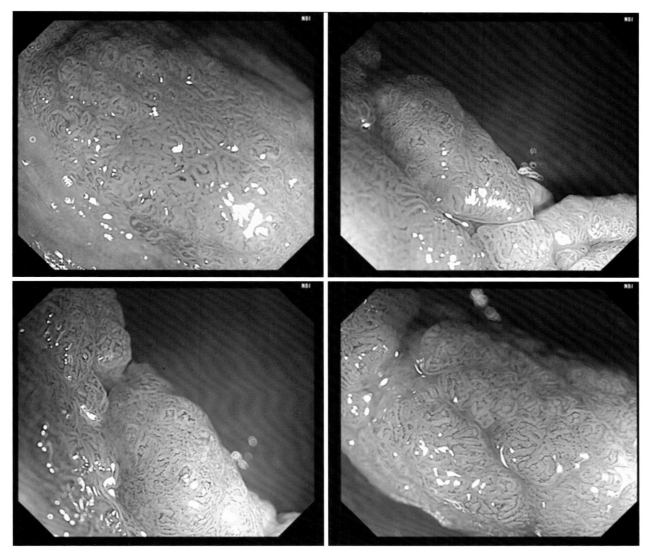

图 7-197　此处腺管略显异常，呈大小不一管状开口，微血管有些许扩张，走行异常

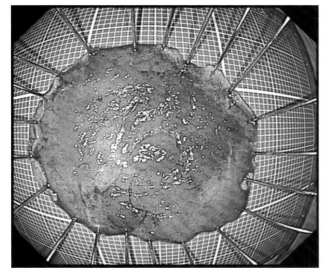

图 7-198
ESD 术后标本固定

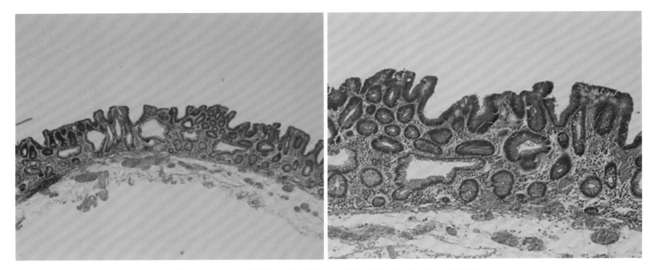

图 7-199　病理报告：管状腺瘤，侧切缘及基底切缘未见累及

病例 4

- 女，54 岁。
- 发现大便隐血阳性 1 周（图 7-200～图 7-208）。

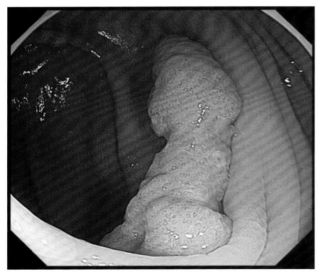

图 7-200　升结肠 Ⅱa 病变，病灶整个呈隆起性改变，
中央见凹陷部位

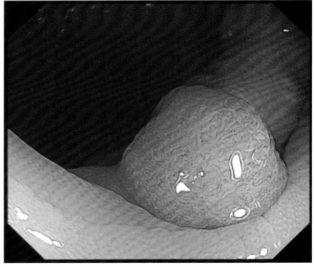

图 7-201　病灶下方部位呈管状腺管开口

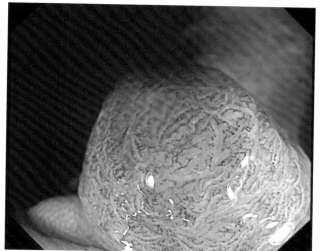

图 7-202 NBI 示 JNET 2B

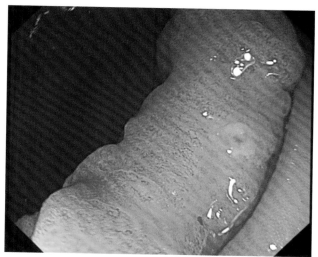

图 7-203 病灶中央呈轻度凹陷，质地略僵硬

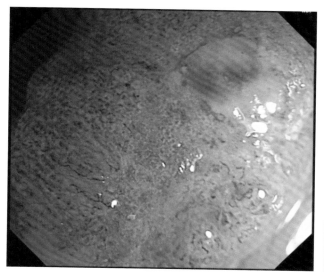

图 7-204 NBI 示 JNET 2B，见腺管密度增高，部分区域腺管结构缺失，可见部分扩张、不规则异型血管，呈 JNET 3 型

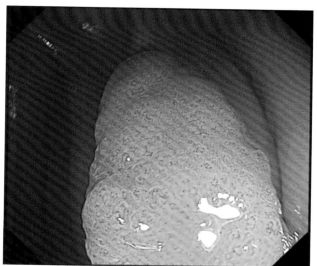

图 7-205 病灶上方部位见管状腺管结构，可见异型血管，呈 JNET 2B 型

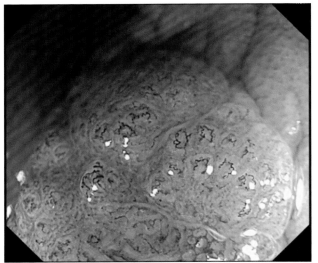

图 7-206　JNET 2B

图 7-207　ESD 术后标本固定

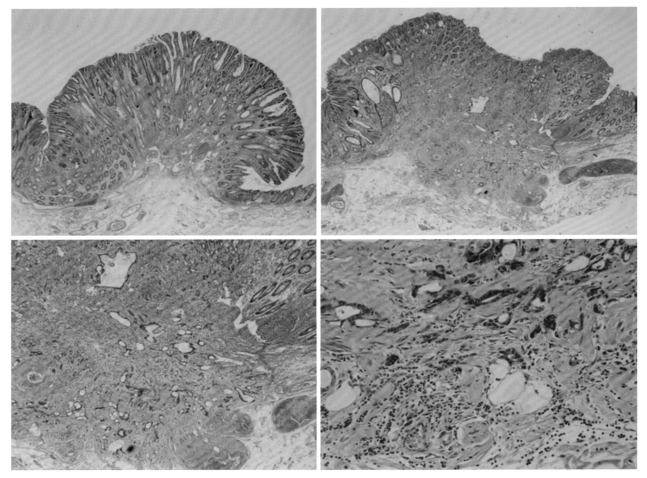

图 7-208　病理报告：部分区域高级别上皮内瘤变，癌变，中分化腺癌形成，浸润至黏膜下层，浸润深度为黏膜肌层下方 1.5 mm（SM2），见前沿出芽，未见脉管浸润，切缘及基底缘未见肿瘤累及；tub2，T1b（SM2），ly（-），v（-），LM（-），VM（-）

病例 5

- 男，55 岁。
- 大便性状改变 1 个月（图 7-209~ 图 7-213）。

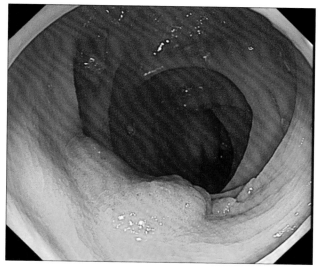

图 7-209 升结肠 LST，Ⅱa+ Ⅱc，大小约 2.0 cm×2.5 cm，病变整体呈隆起性改变，中央轻度凹陷

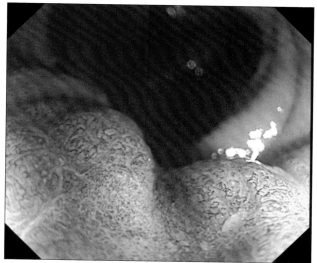

图 7-211 病灶中央见腺管密度增高，可见异型血管。考虑为 JNET 2B

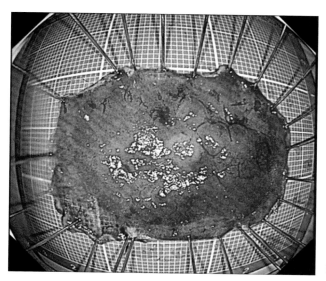

图 7-212
ESD 术后标本固定

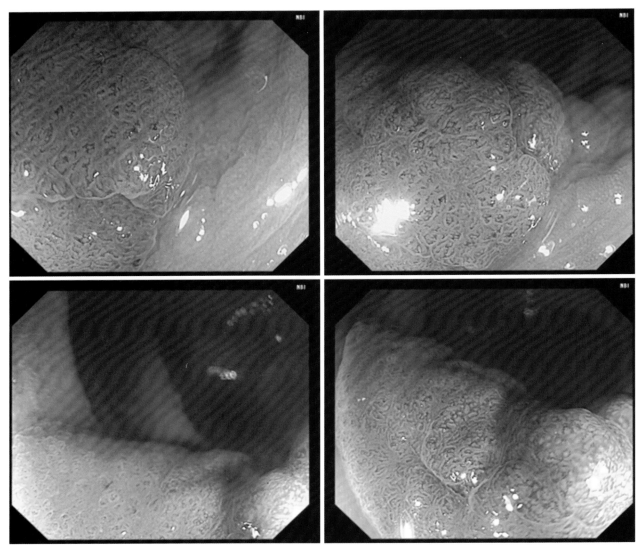

图 7-210　观察病灶前后左右四处黏膜，见结构尚规律的管状腺管开口，见微血管轻度异型。考虑为 JNET-2A

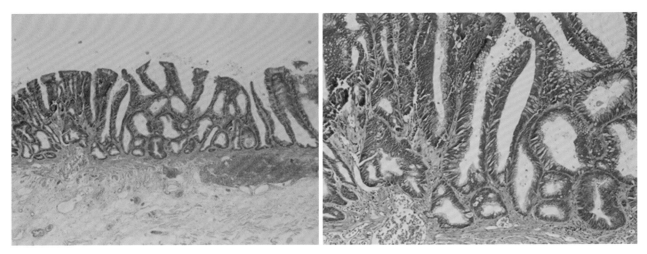

图 7-213　病理报告：管状绒毛状腺瘤，侧切缘及基底切缘未见累及

病例 6

- 女，77 岁。
- 结肠多发息肉摘除史，复查肠镜（图 7-214~ 图 7-217）。

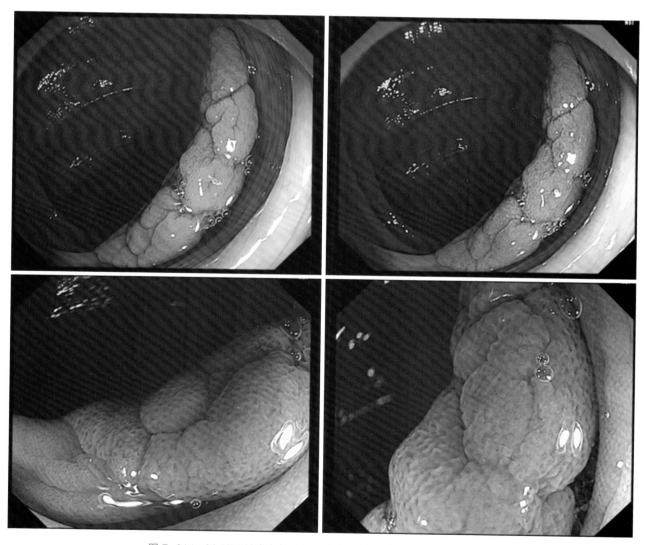

图 7-214　M-NBI 见病变颜色与背景黏膜相似，见扩张增生腺管开口

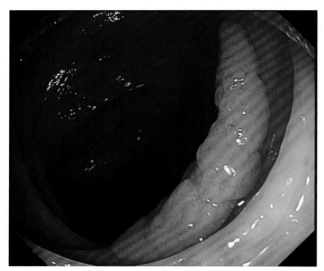

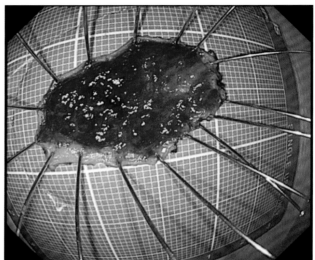

图 7-215　横结肠 LST，Ⅱa，大小约 2.5 cm×1.5 cm　　　　　图 7-216　ESD 术后标本固定

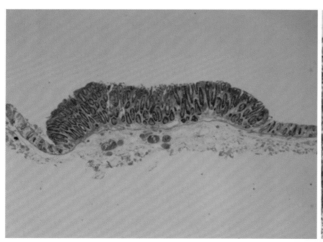

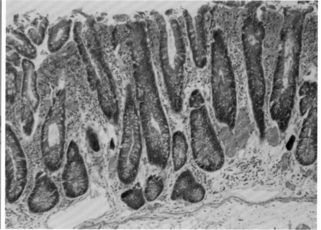

图 7-217　病理报告：扁平腺瘤，侧切缘及基底切缘未见病变累及

病例 7

- 男，52 岁。
- 体检，无不适主诉（图 7-218~ 图 7-226）。

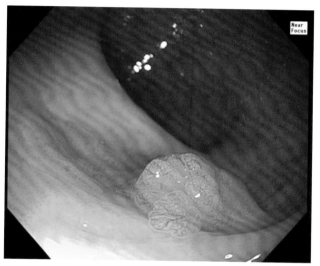

图 7-218　直肠距肛门口 8 cm 见一 Ⅱa 型病变，大小约 2.5 cm×
2.5 cm，息肉隆起部分表面见腺管轻度扩张，呈松果样改变

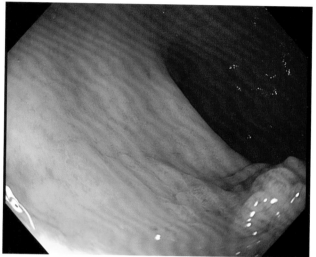

图 7-219　病变平坦部分

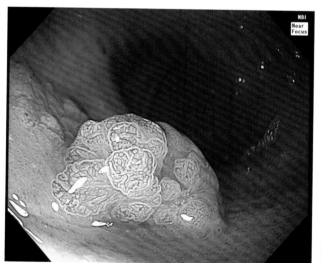

图 7-220　Near Focus 见扩张增生的腺管开口及环绕腺管
开口的网状微血管，JNET 1 型

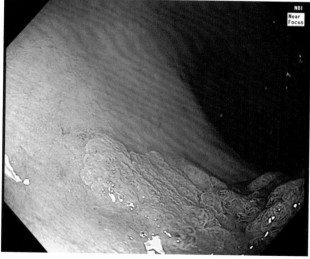

图 7-221　Near Focus 观察病灶平坦部分，见增生的腺管
开口，微血管观察不明显

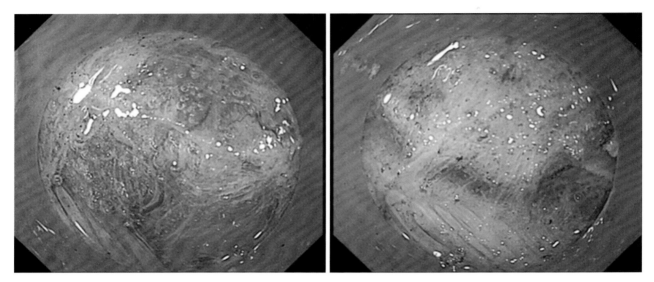

图 7-222　黏膜下层剥离

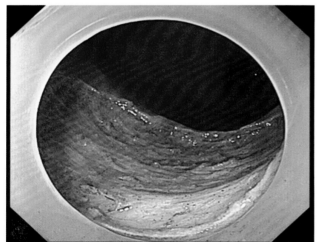

图 7-223　病变切除后创面

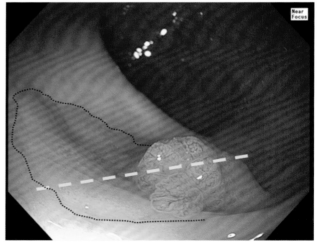

图 7-224　如图进行标本取材

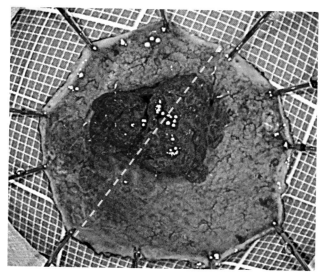

图 7-225
ESD 术后标本固定

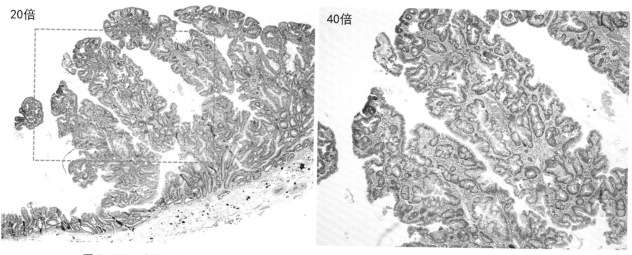

20倍

40倍

图 7-226 病理报告：锯齿状腺瘤，黏膜下见血吸虫虫卵沉积，水平切缘阴性，垂直切缘阴性

病例 8

- 男，53 岁。
- 肛指检查发现结节（图 7-227~ 图 7-233）。

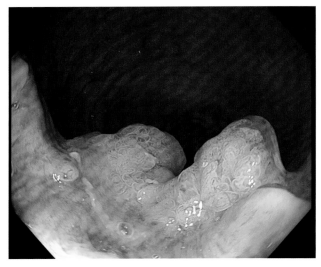

图 7-227 近肛门口一跨越齿状线的平坦隆起型病变，大小约 2.5 cm×3.0 cm，表面大小不一绒毛状，呈结节样隆起

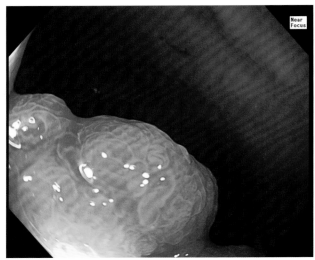

图 7-228 Near Focus 观察病变，表面见大小不一的不规则绒毛

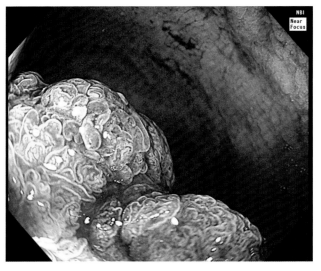

图 7-229 NBI 下，绒毛结构观察更明显，大小不一的绒毛有明显的异型性

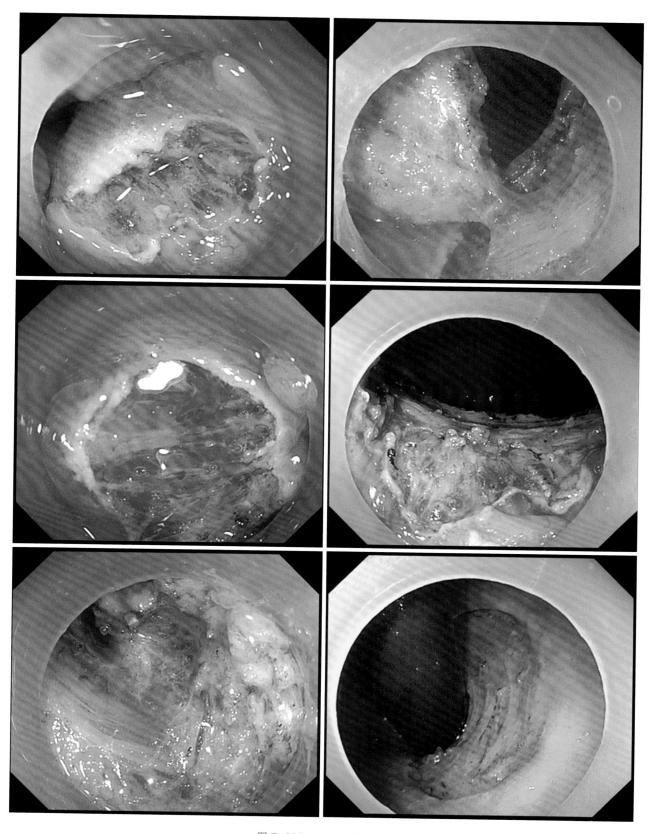

图 7-230 ESD 切除病变

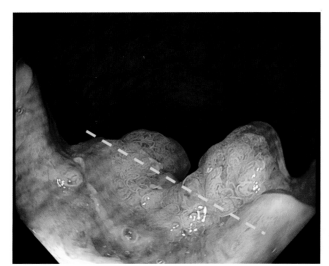

图 7-231 如图进行标本取材

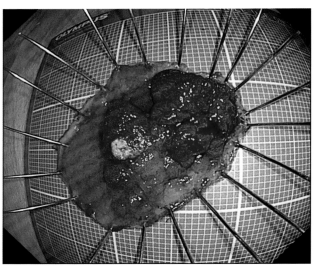

图 7-232 ESD 术后标本固定

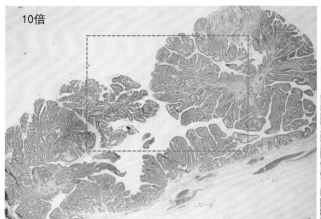

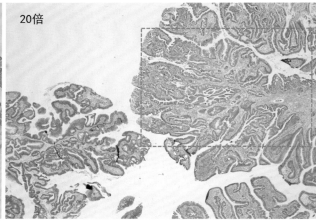

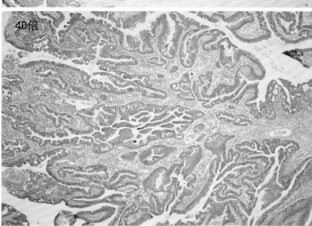

图 7-233

病理报告：管状绒毛状腺瘤，腺上皮高级别上皮内瘤变，淋巴侵犯阴性，血管侵犯阴性，水平切缘阴性，垂直切缘阴性

病例 9

- 男，71 岁。
- 大便习惯改变 1 个月（图 7-234~ 图 7-242）。

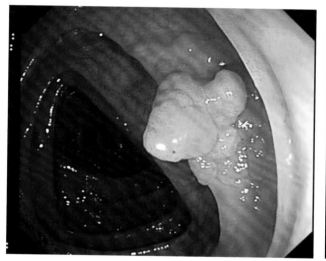

图 7-234　升结肠 LST，大小约 2.0 cm×2.0 cm

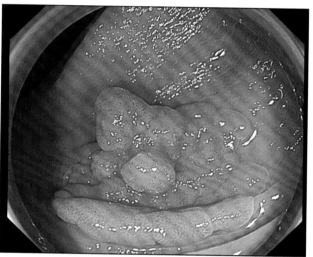

图 7-235　病灶为 Ⅱb+ Ⅱa 病变，平坦病变的基础上，见中央有小结节隆起，病变整体感觉柔软，不僵硬

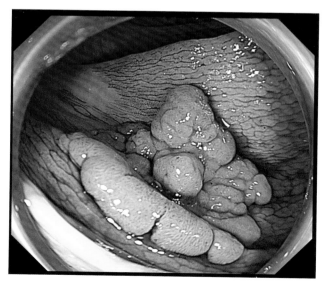

图 7-236
靛胭脂染色，病变边界更明显，中央结节隆起也更显清晰

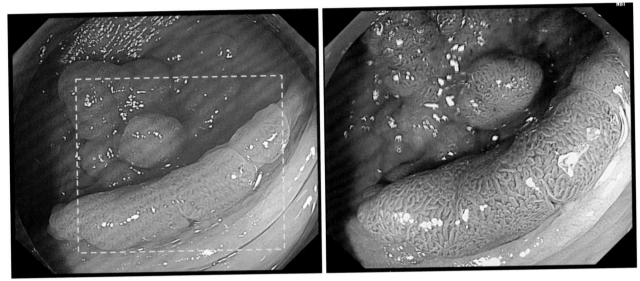

图 7-237　病灶周围考虑为 JNET 2A 型的腺瘤样结构

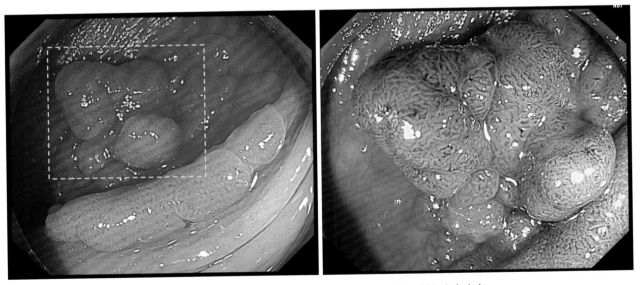

图 7-238　病灶中央见腺管结构紊乱，考虑存在高级别上皮内瘤变

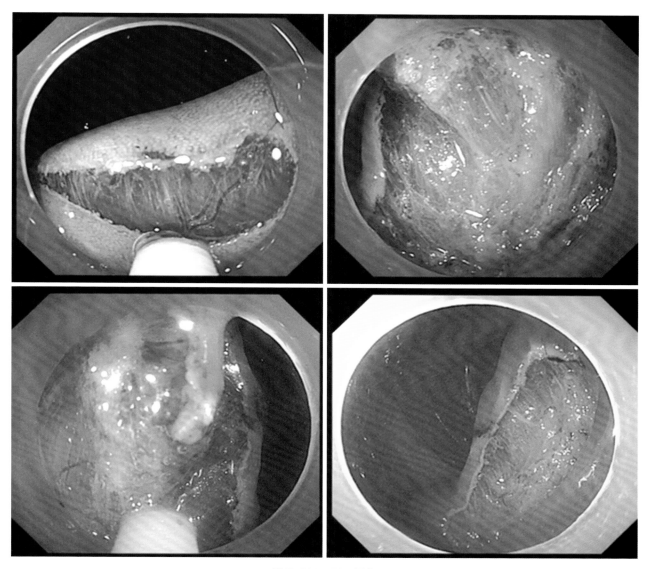

图 7-239 ESD 图像

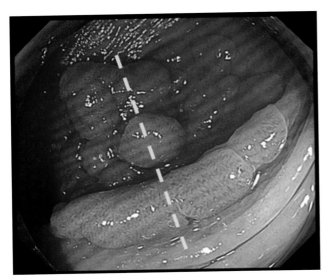

图 7-240　如图进行标本取材

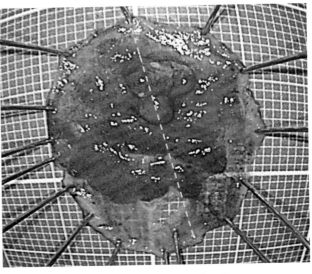

图 7-241　ESD 术后标本固定

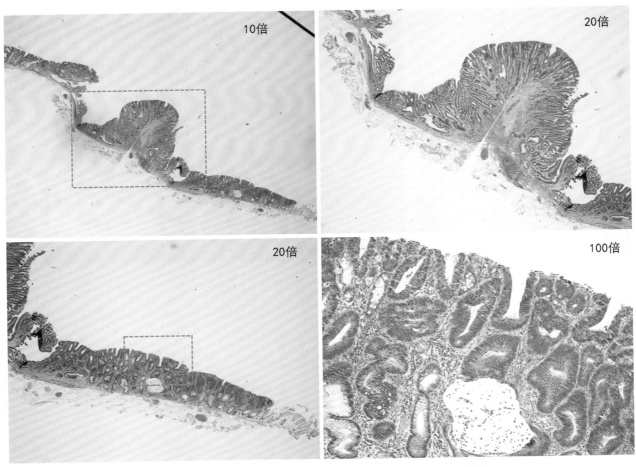

图 7-242　病理报告：管状腺瘤，高级别上皮内瘤变，淋巴侵犯阴性，
血管侵犯阴性，水平切缘阴性，垂直切缘阴性

病例 10

- 男，65 岁。
- 外院肠镜发现盲肠平坦病变，来院治疗（图 7-243~ 图 7-250）。

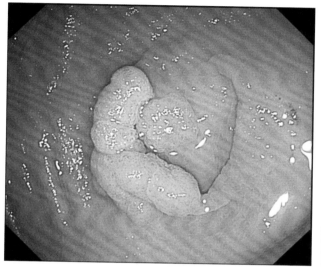

图 7-243 阑尾开口旁见一Ⅱa型病变，大小约
1.8 cm×2.0 cm，表面高低不平，结节样改变

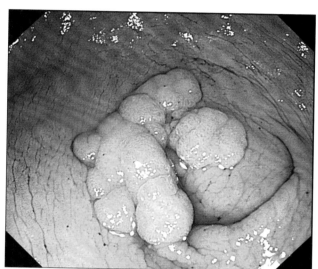

图 7-244 靛胭脂染色，病变右侧部分位于阑尾口内

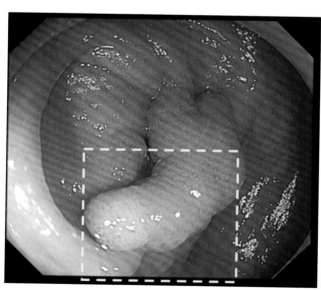

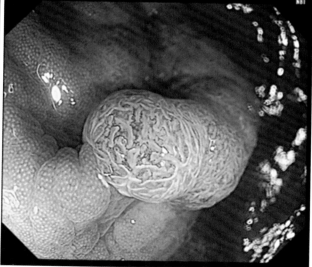

图 7-245 病灶大部分区域，放大 NBI 提示 JNET 2A，为腺瘤样结构

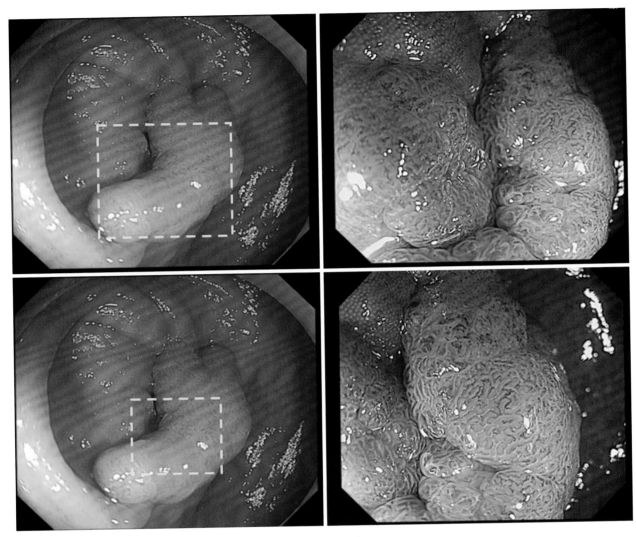

图 7-245（续）

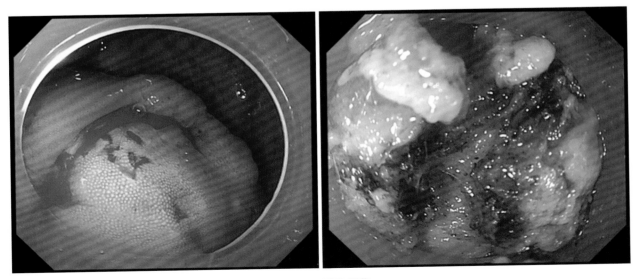

图 7-246　ESD 图像

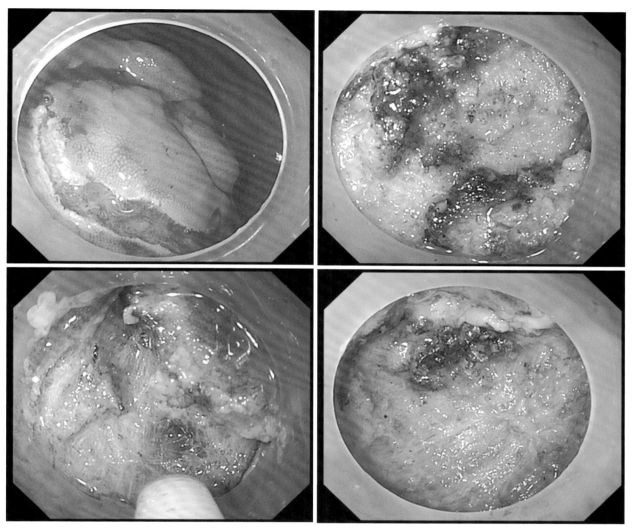

图 7-246（续）

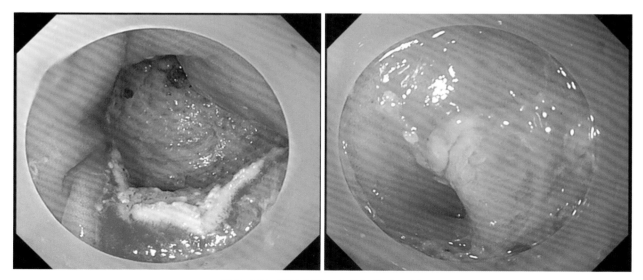

图 7-247 ESD 切除，确认阑尾开口通畅

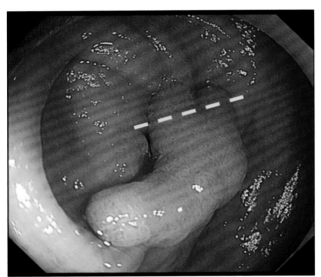
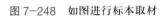

图 7-248 如图进行标本取材

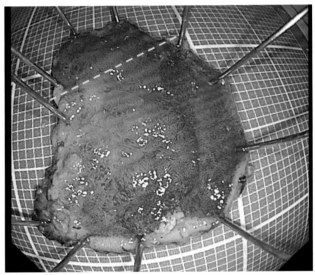

图 7-249 ESD 术后标本固定

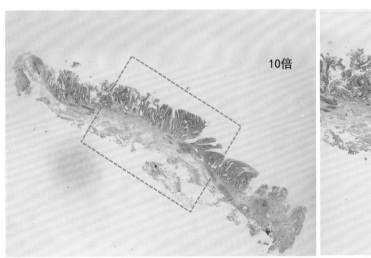
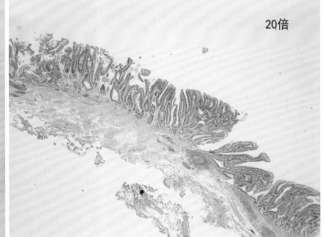

图 7-250 病理报告：管状腺瘤，水平切缘阴性，垂直切缘阴性

病例 11

- 男，65 岁。
- 黑便 2 天（图 7-251~ 图 7-257）。

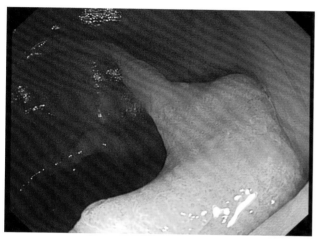

图 7-251 升结肠见 Ⅱb 病变，跨皱襞生长，病变柔软

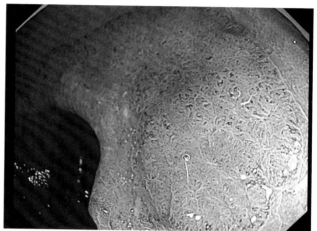

图 7-252 NBI 远景，整个病变颜色与周围黏膜颜色相似，但注意观察病灶四周区域，颜色较深，不能轻易做出增生性息肉或 SSAP 的诊断

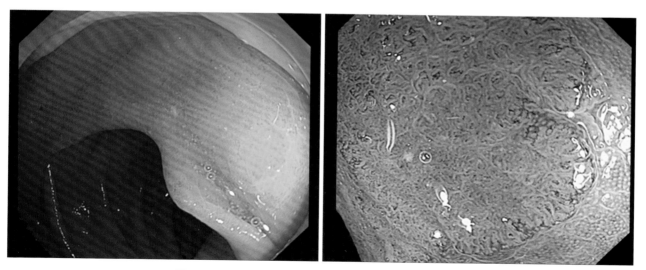

图 7-253 放大 NBI 观察，病灶大部分区域腺管结构紊乱

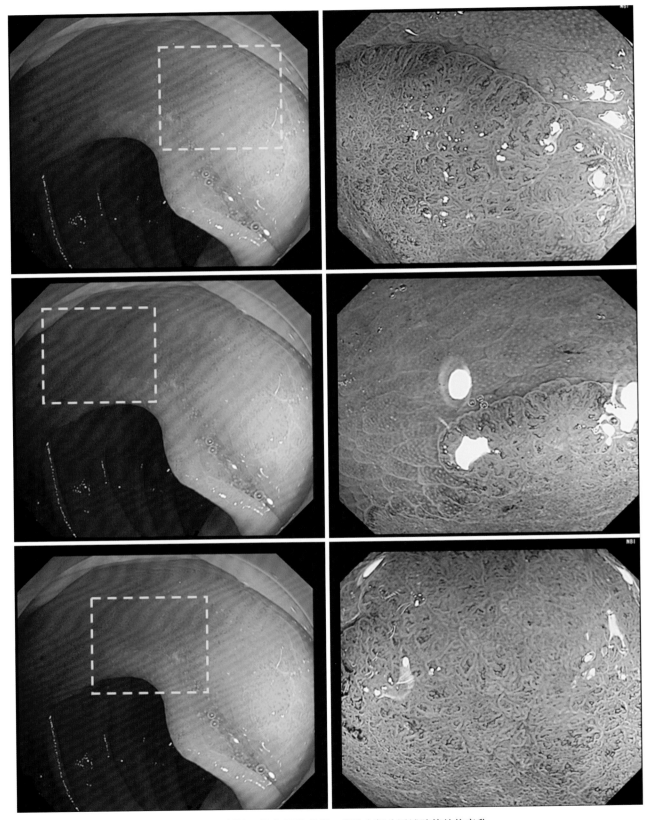

图 7-253（续）　放大 NBI 观察，病灶大部分区域腺管结构紊乱

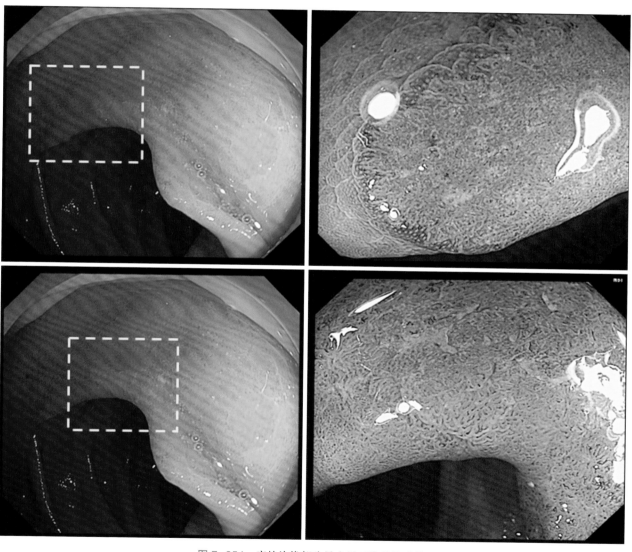

图 7-254　病灶边缘部分见少量正常黏膜腺管

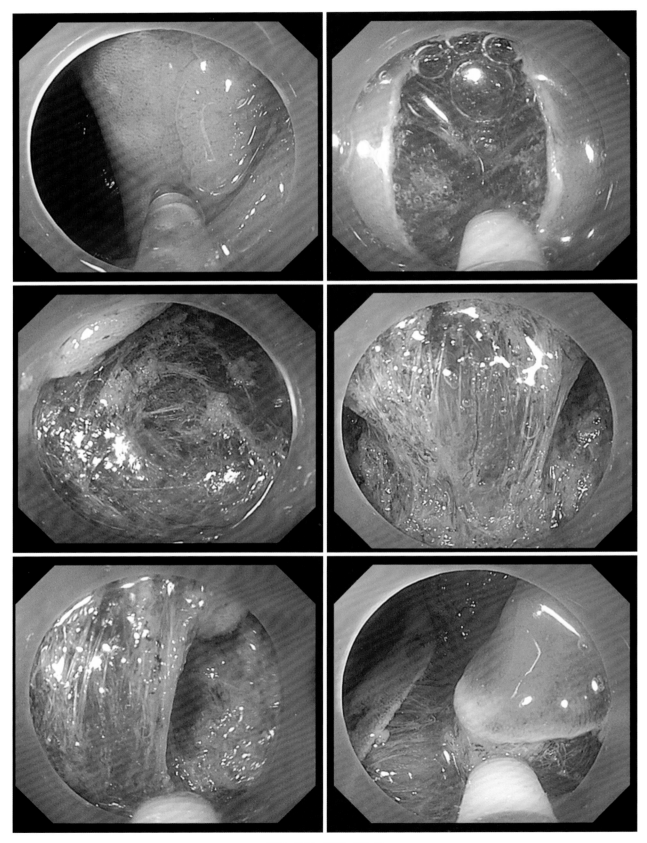

图 7-255 ESD 术治疗

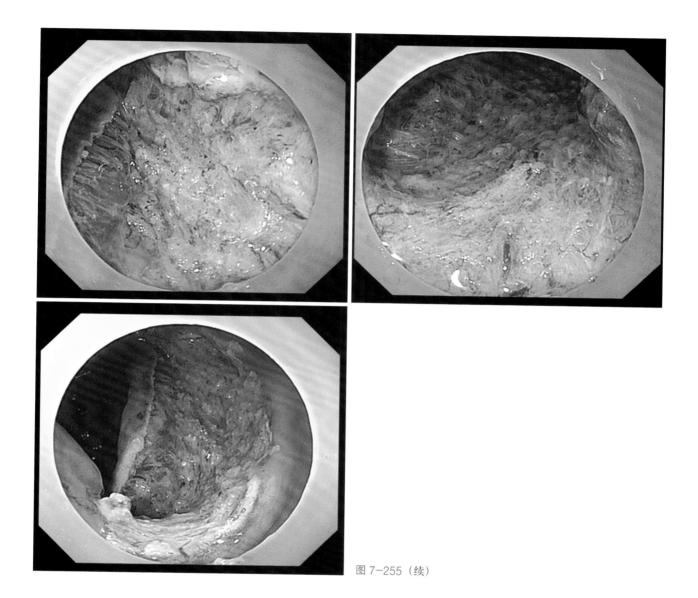

图 7-255（续）

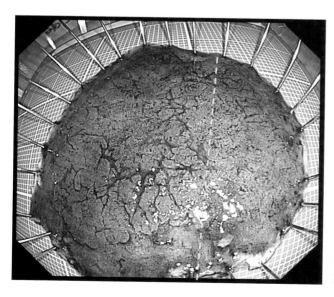

图 7-256
ESD 术后标本固定

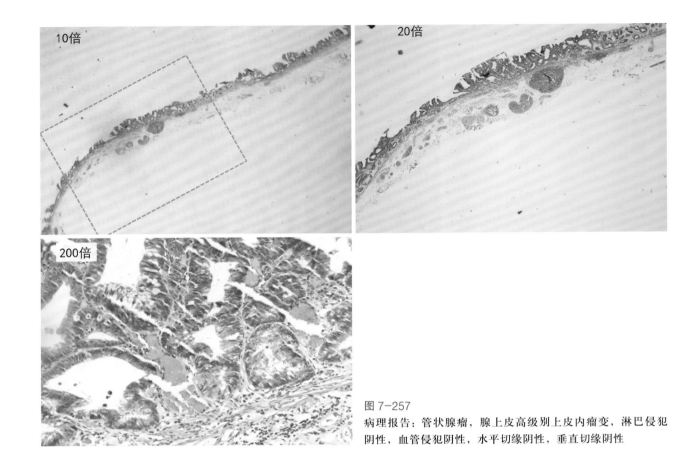

图 7-257
病理报告：管状腺瘤，腺上皮高级别上皮内瘤变，淋巴侵犯阴性，血管侵犯阴性，水平切缘阴性，垂直切缘阴性

病例 12

· 男，69 岁。

· Ca724 升高，行肠镜检查（图 7-258～图 7-263）。

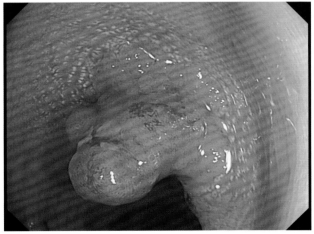

图 7-258　直肠距肛门口 15 cm 见一 Ⅱa+ Ⅱb 病灶。大小约 2.0 cm×2.0 cm，平坦病变基础上，见一大小约 1.0 cm×1.5 cm 隆起型病灶

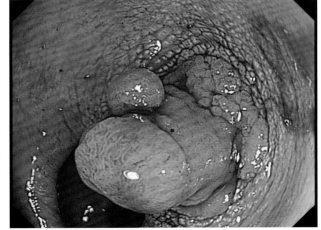

图 7-259　靛胭脂染色后病变分为三部分，平坦的基底部，表面中央的结合部和表面的息肉样隆起

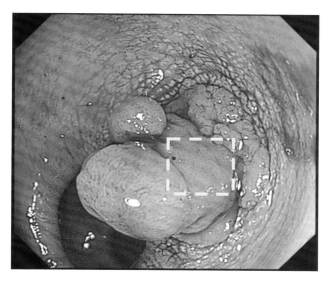

图 7-260
病变结合部，未见明显异型腺管和异型微血管

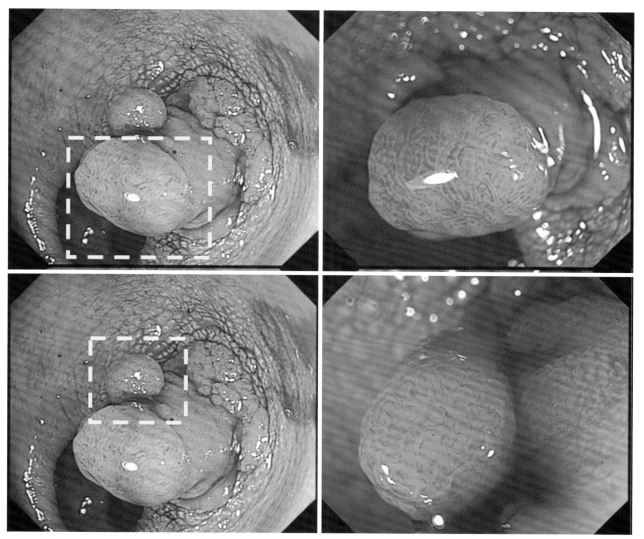

图 7-261　首先观察表面的息肉样隆起，表面呈管状腺瘤样改变

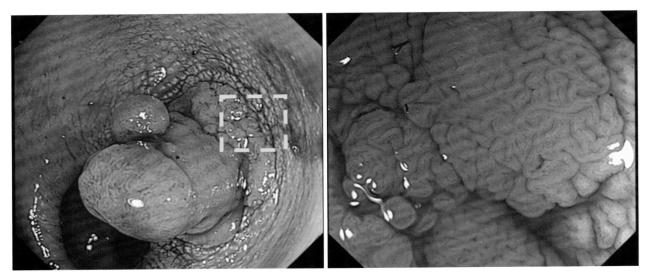

图 7-262　病灶的基底部见病变呈绒毛状改变

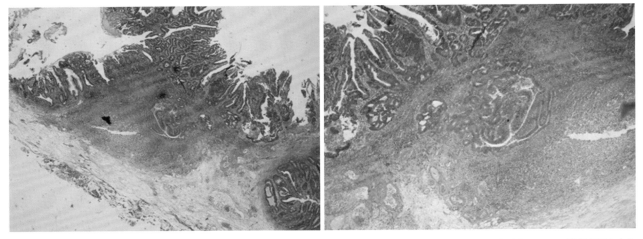

图 7-263　病理报告：管状绒毛状腺瘤伴癌变，1.2 cm×1.5 cm，中分化腺癌，最深处浸润至黏膜下层约 1 mm，脉管浸润（−）

▶ 该病例提示：对于隆起型的病灶，有时从表面结构很难判断病变的浸润深度。

该患者追加外科手术，乙状结肠局部切除，ESD 创面溃疡处未见肿瘤残留，区域淋巴结阴性（0/8）。